IRIDOLOGIE DE TERRAIN

ISBN : 978-2-7033-0830-0

Une marque du groupe éditorial PIKTOS
Z.I. de Bogues – rue Gutenberg – 31750 Escalquens

www.piktos.fr

Jean-Pierre LANCEL

IRIDOLOGIE DE TERRAIN

Un ouvrage publié sous la direction
de Jean-Luc Darrigol

Dangles
DEPUIS 1926
EDITIONS

DU MÊME AUTEUR

Votre santé par les compléments alimentaires,
Éditions Maloine S.A., 1980

Les carnets de régimes (Directeur de collection),
Éditions Maloine S.A., 1981

Votre santé par les compléments alimentaires (carnets),
VPC, 1982

L'herboristerie de l'an 2000,
Préface du docteur Jean Valnet
Éditions Maloine S.A., 1982

La vostra salute con i complementi alimentari,
Éditions Edizioni/milano, 1984

Répertoire professionnel des compléments alimentaires,
Jean-Pierre Lancel, 1982

Cours d'iridologie de terrain,
Académie française de médecine naturelle - 1985

Votre santé par les compléments alimentaires
(2e édition), Diffusion Chiron S.A., 1987

Guide pratique des compléments nutritionnels et phytothérapiques
Distribution Éditions médicales Frison-Roche, 1994

Sommaire

À René Bourdiol,
notre maître à tous

À ma fille Géraldine

À sa mère

Je remercie Marie-Joëlle pour son aide,
notamment pour la création des nombreuses illustrations
qui figurent dans cet ouvrage.

Introduction

Il est impossible d'aborder les problèmes de la santé sans parler du terrain biologique et ou pathologique de l'homme, notion à laquelle nous avons toujours attaché une très grande importance. Pour soigner, mais aussi avant tout maintenir l'état de santé, la tradition s'est toujours et en premier lieu référée à la nature du terrain individuel. Dans un remarquable ouvrage publié aux éditions Lehning *Terrain et homéopathie*, les docteurs Julian et Haffen écrivent à propos du terrain les définitions suivantes : « Selon nous, le terrain peut être considéré comme un ensemble structural biologique normal ou/et pathologique et le terrain est une modalité d'existence du vivant, il est mouvant et non figé, il est dialectique et non statique ».

En effet, résultant de l'hérédité, des antécédents pathologiques, de l'acquis comportemental, le terrain est le potentiel d'évolution d'une catégorie précise de troubles dont la concrétisation dépend du mode d'existence individuel. Le postulat iridologique de rapport entre le fonctionnement organique et les manifestations iriennes se vérifie lors de chaque examen par une traduction attentive et rigoureuse des indices iriens : texture serrée ou écartée de la trame, lignes circulaires, couleur de l'iris, etc. et maints autres signes parviennent à définir les prédispositions pathologiques et le potentiel vital d'un sujet. Mais alors que l'iridologie est très utilisée dans les milieux médicaux étrangers, ce mode de dépistage reste en France quelque peu confidentiel.

Cette attitude retranchée dans notre pays vis-à-vis de l'iridologie est due à un tempérament conservateur et au scepticisme découlant de multiples topographies iriennes proposées par les praticiens. En effet, malgré quelques organes vitaux, comme, par exemple, la peau, le système végétatif, le cerveau, le système digestif..., localisés dans les mêmes secteurs iriens par les diverses écoles enseignant l'iridologie, il est désolant pour le profane ou l'étudiant iridologue d'assister au combat stérile des divergences des localisations organiques dans l'iris.

De tels conflits existeront en iridologie tant que l'on scindera l'élément de l'ensemble, à savoir que la partie isolée (indices iriens en l'occurrence) est totalement dépourvue de signification si on la considère seule, sans se référer à l'ensemble. C'est donc le terrain d'ensemble qui doit être perçu d'emblée par l'iridologue globaliste : les indices iriens ne possèdent de sens que lorsqu'est identifiée la nature individuelle du terrain. Nos observations sur des milliers de patients nous ont permis d'établir le lien entre la naturopathie et l'iridologie qui détecte les affections latentes et induit l'hygiène préventive.

L'iridologie de terrain est née ainsi de l'esprit globaliste de la médecine de terrain, médecine humaine, considérant l'homme dans son ensemble et refusant l'isolement analytique. C'est d'ailleurs à l'occasion des « Premiers Entretiens sur les médecines énergétiques et la notion de terrain « auxquels S.A.S. la princesse Antoinette de Monaco nous avait personnellement conviés, en 1980, que nous l'avions, pour la première fois, développé le sujet, lors d'une communication ayant pour titre : « Les bases fondamentales de l'iridologie de terrain ».

Jean-Pierre LANCEL

À propos de l'examen biométrique de l'iris

La biométrie est la science qui a pour objet la reconnaissance d'un individu par son iris. C'est Franck Buech, un ophtalmologiste américain qui, en 1936, a, le premier, proposé la reconnaissance de l'iris pour identifier une personne. Mais ce sont Aran Safir et Léonard Flom qui ont fait breveter cette idée en 1989 et qui ont demandé à John Daugman, alors qu'il était professeur à Harvard, de créer des algorithmes pour permette l'identification par l'iris. Ces algorithmes, que Daugman a fait breveter en 1994, sont la base de tous les systèmes d'identification par l'iris.

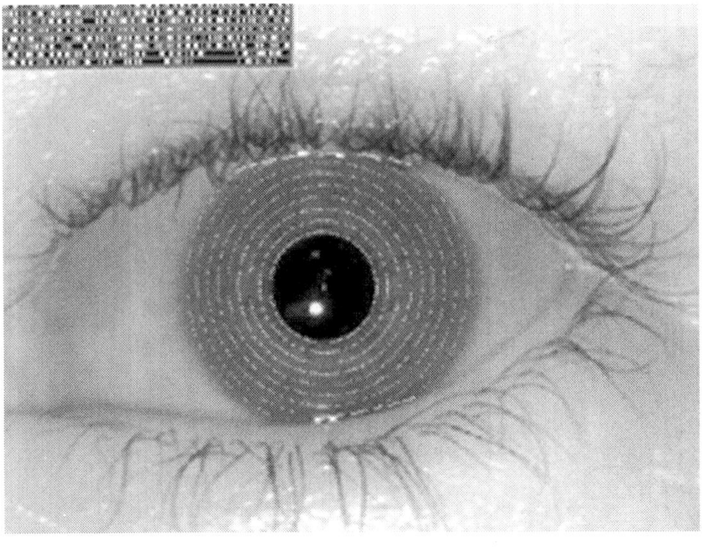

Photographie de l'iris permettant l'analyse biométrique.

L'examen se pratique à l'aide d'une caméra comparable à des infrarouges qui photographie une partie de l'iris. Elle indique les aspects particuliers du relief irien (anneaux de crampes, rayons solaris, etc.). On peut distinguer jusqu'à 244 points de comparaison. Le taux d'erreur des matériels disponibles sur le marché est quasi nul et, selon Daugman, la probabilité de trouver deux iris identiques serait de 1 sur 1 072 ; de même, deux vrais jumeaux ont assez d'éléments différents sur leur iris pour permettre de les différencier l'un de l'autre.

Pour ce qui concerne l'iridologie, l'intérêt de la biométrie de l'iris permet d'amener maintenant la preuve formelle (contrairement à ce qu'affirment un certain nombre d'iridologues réfractaires) que la trame irienne ne subit aucune modification au cours de la vie, si ce n'est que très légèrement, après l'âge de huit mois. Dans l'iris, seules peuvent apparaître, au cours de l'existence, des taches exogènes de couleurs, de natures diverses, dont ne tient pas compte l'examen biométrique de l'iris.

Historique de l'iridologie

Des données archéologiques datent les plus anciennes images d'iris d'environ 3 000 ans en Inde et en Chine. Certains papyrus, exposés dans les musées égyptiens, représentent des prêtres examinant les yeux de pharaons. Des textes de médecins macédoniens mentionnent que la sélection des guerriers tenait compte de l'état de leur iris.

Hippocrate, célèbre médecin grec (460-356 av JC), déclarait : « Tels sont les yeux, tel est le corps. » Cette citation témoigne de l'intérêt que portaient les médecins de l'Antiquité à l'organe de la vue. Ils percevaient déjà dans l'œil le reflet de la qualité du fonctionnement organique. Scruter les yeux contribuait à l'établissement du « pronostic ».

Paracelse (1493-1541), médecin, astrologue, alchimiste suisse est l'auteur de l'observation suivante : « Considérez l'œil dans la tête, avec quel art il est construit, et comment le corps a imprimé son anatomie dans son image. »

Filippus Meyens (physiologiste allemand), utilisant une loupe, décrit une correspondance entre les parties de l'iris et l'anatomie. Son ouvrage, *Physiogniomia Medica*, publié à Dresde (Allemagne) en 1670, comporte une carte irienne rudimentaire.

Rappelons que l'on arrive à la période de l'invention du microscope, due à Antuan von Levenguk (1632-1723).

Mais c'est Ignaz von Peczely (1826-1911), médecin hongrois, qui, le premier, posa les fondements de l'iridologie. On lui doit la première topographie anatomique de l'iris établie vers 1860. Comme le relate le docteur Léon Vannier dans un ouvrage : « Une légende étonnante veut que le docteur Peczely, alors âgé de dix ans, s'emparant d'une chouette aveuglée par la lumière du jour, lui casse la patte par méprise. Il voit alors un signe particulier se produire dans l'iris du même côté, signe qui, rappelé à sa mémoire plus tard, a été l'heureuse indication de l'application de son esprit à l'observation systématique des iris.

« La légende est belle, le mythe est heureusement construit et l'oiseau noir symbolique exprime aux initiés la réflexion de l'esprit de l'enfant et la marque certaine de son futur succès. »

Tout au long de sa pratique il étudie les parallèles entre signes iriens et signes cliniques chez ses patients et publie un ouvrage intitulé *Découverte dans le domaine de la thérapeutique et du naturisme, introduction à l'étude du diagnostic par les yeux*. Le docteur Peczely se consacre de bonne heure à la médecine et pratique aussitôt l'homéopathie. En 1861, il a le bonheur de sauver sa mère condamnée par tous les médecins. Un jour, il pense aux yeux différents de ses malades – il se souvient de la chouette –, il observe et médite, reconnaît et élabore, et découvre enfin la signification des signes exprimés. Sa curiosité native surexcitée dévoile à son esprit stupéfait les relations qui unissent les signes iriens et les organes internes. Son diagnostic s'affirme avec plus d'autorité, les résultats heureux de sa thérapeutique le font connaître ; il acquiert rapidement la réputation d'un médecin extraordinaire qui fait des miracles. Il veut alors faire connaître ce qu'il a découvert, mais se heurte aussitôt à l'hostilité de ses confrères qui le traitent de charlatan et le poursuivent de leurs calomnies. L'un d'eux se distinguant par la violence de ses attaques, Peczely le regarde dans les yeux et lui expose tout son passé pathologique, à la grande confusion de son contradicteur.

D'autres médecins de la fin du XIXe siècle, tels le docteur Emil Schlegel de Tubingen (Allemagne), Pierre-Jean Thiel d'Eberfeld (Allemagne), poursuivent les observations et complètent la topographie irienne. Les publications d'Auguste Zoppritz dans la revue *L'homeopatische monatsblätter* vont largement contribuer à la diffusion de ces travaux dans le monde médical, et c'est ainsi d'Allemagne que vont émerger la connaissance et l'intérêt pour cette méthode de dépistage.

Citons encore le docteur Nils Liljequist de Stockholm (Suède). Très malade dans son jeune âge, il absorbe des quantités notables d'iode et de quinine et remarque le changement de coloration de ses yeux. En 1871, il fait même des accidents d'intoxication par la quinine. À 30 ans, traité par homéopathie, il guérit. Il poursuit ses recherches et publie divers ouvrages dans lesquels il mentionne, entre autres, les traces souvent indélébiles de l'intoxication chimique, résultat de la surcharge médicamenteuse des tissus.

Vers 1915, le docteur Andershou, médecin danois, dans son ouvrage *Iris science*, va localiser le grand sympathique et différents plexus nerveux.

Le docteur Léon Vannier (1880-1963), fondateur en 1912 de la revue *L'homéopathie française*, puis du Centre homéopathique de France, en 1931, est à l'origine de l'essor de l'homéopathie en France durant la première moitié du XXe siècle. Il a, d'autre part, largement encouragé les médecins homéopathes à utiliser l'iridologie. Il écrit : « Regarder un iris, reconnaître les signes inscrits, les interpréter en les rapportant aux organes internes, ne paraît pas plus mystérieux que l'examen radiologique au cours duquel la situation anatomique et les modifications des organes se trouvent dans un instant dévoilés. » Il publie, en 1923, *Le diagnostic des maladies par les yeux*.

Parmi les médecins qui ont publié leurs travaux dès 1925, citons : le docteur Léon Walter, auteur de *Diagnostic des maladies par la vue*, le docteur Fortier Bernoville avec *Introduction à l'Iridologie scientifique* et le docteur H. Benoit qui adapte les travaux des praticiens allemands sous le titre *De l'irido-diagnostic*.

Aux environs des années 1930, nous trouvons deux spécialistes de renommée qui ont légué à la France le plus gros patrimoine d'expérience.

Il s'agit :
– d'une part, de Gaston Verdier, dont le mérite est d'avoir su créer en France un véritable enseignement technique. Une école française d'iridologie naît dans les années cinquante, avec l'apparition de sociétés d'iridologie et de la Société d'iridologie en 1956 ;
– d'autre part, de Gilbert Jausas, qui publie deux ouvrages «*Traité pratique d'iridologie médicale* et *Iridologie rénovée* aux Éditions Maloine.

Mais c'est Bernard Jensen, qui va développer l'iridologie sur le plan mondial. Après des études supérieures à l'université nationale de chiropraxie de Chicago, il consacre beaucoup de temps à la photographie et l'observation de milliers d'yeux. Pour lui, l'étude de l'iris est « l'outil diagnostic idéal ». Jensen donne sa première conférence sur l'iridologie et la nutrition en 1931, à la Convention de l'association de naturopathie dans le Milwaukee.

Ensuite, il fonde des écoles partout dans le monde et transmet son savoir iridologique à plus de 3 000 praticiens, ce qui lui vaut d'être le fondateur de l'iridologie moderne.

Ses nombreuses et fructueuses recherches, menées aux États-Unis, se concrétisent en 1952 par un ouvrage *The science and practice of iridology*. Jensen disparaît en 2001, à l'âge de 93 ans.

Citons encore les travaux des docteurs Frantz Vida et Joseph Deck, en collaboration avec le docteur E. Volhard, directeur de la première clinique médicale des hôpitaux municipaux de Karlsruhe (Allemagne). Ils font part de leurs résultats dans *Contrôle clinique de l'iridoscopie*.

Mais il ne faut pas oublier l'œuvre remarquable du docteur René Bourdiol, qui communiqua le résultat de ses travaux dans un ouvrage publié en 1975 aux Éditions Maisonneuve, *Traité d'irido-diagnostic*.

Spécialiste en neurophysiologie, le docteur René Bourdiol effectue des recherches entre 1958 et 1961 avec un médecin iridologue, Heinz Wimberger, et entreprend toute une étude basée sur l'approche neuro-anatomique topographique. Voici ce qu'il dit dans son ouvrage à ce sujet : « Je n'avais jamais entendu parler de cette méthode. Je fus tellement stupéfait de sa précision diagnostique que je résolus de l'étudier plus à fond. J'ai donc essayé, par le biais des voies projectives neurologiques reconnues, en m'appuyant sur des données vérifiées et indiscutables, de montrer les corrélations étroites existant entre la neurologie classique et l'empirisme iridologique. Je n'ai jamais traité un malade d'après ses seules données iriennes. Cependant, j'affirme avoir toujours constaté la concordance des signes iridologiques avec l'atteinte morbide somatique réelle. De plus, je dois reconnaître que ce furent certains détails de l'iris qui m'incitèrent à poursuivre des investigations chez des malades présentant un tableau clinique encore muet. Et ces nouvelles recherches confirment toujours ce que l'iris laissait entrevoir. »

De son côté, Boris de Bardo, assyrien d'origine, est né à Paris en 1923. Ses expériences de danseur, chanteur et photographe lui ont fait découvrir très tôt le monde des arts et des traditions.

D'où lui vient-elle, cette motivation effrénée pour l'œil, l'iris, la lumière ? En consultant un médecin homéopathe et iridologue pour raisons personnelles, la lecture de ses iris bouleverse Boris de Bardo quant à la véracité du bilan.

En descendant les escaliers du cabinet, le flash : « Je ferai connaître cette science. » À l'époque, son métier de photographe, lui permet d'obtenir de ses clients, venus pour une photo d'identité, de photographier aussi leur iris en macro photos, en les interrogeant sur leurs troubles de santé . Il étudie et topographie ainsi les manifestations des iris, tout en travaillant en parallèle ses perceptions extrasensorielles qui le conduisent très rapidement à voir l'émergence des points d'acupuncture et les radios messages de l'iris de l'œil.

C'est en 1959 qu'il rencontre, dans l'iris de l'œil, l'expression de l' « Homme intérieur ». Avec Ludmilla de Bardo, ils découvrent ensemble les principes de l'animation énergétique et biophotonique de l'iris de l'œil et orchestrent de nouveaux moyens de décodage :

- le RIC (le réflexe iridocardiaque) ;
- ils établissent la corrélation de l'ris de l'œil avec d'autres sites réflexogènes, les dents et les vertèbres. Cette cartographie PL111 couleur offre un support de lecture irienne élargie.

Leur approche ouvre les portes d'une nouvelle conception de l'iridologie dans l'affinement de ses techniques de lecture et donne les moyens vibratoires d'harmoniser les corps énergétiques à la recherche de cet inconnu, le nevraxe (système nerveux central), vers une compréhension élargie de la santé.

Notons, par ailleurs, que grâce au progrès technologique, l'avènement de l'iridoscope a considérablement accru les possibilités d'investigation des iridologues contemporains.

De nombreuses cartographies iriennes ont été publiées par divers praticiens. Citons les principaux auteurs :

- Docteur Ignas Peczely (Hongrie) ;
- Monsieur Nils Liljequist (Suède) ;
- Docteur Emil Schlegel ;
- Docteur Wander (Espagne) ;
- Docteur Léon Vannier (France) ;
- Docteur Guy Chabannier (France) ;
- Monsieur Gilbert Jausas (France) ;
- Monsieur Fortier-Bernoville (France) ;
- Docteur René Bourdiol (France) ;
- Docteur Angerer (Allemagne) ;
- Docteurs Vida et Deck (Allemagne) ;
- Docteur Bernard Jensen (USA) ;
- Monsieur André Roux (France) ;
- Monsieur Boris de Bardo.

Structures de l'iris

Voici ci-dessous un texte très intéressant sur le développement et l'anatomie-embryologie de l'iris que nous avons trouvé dans l'ouvrage *Contrôle clinique de l'iridoscopie* publié en allemand (1953) par Messieurs Vida et Deck, dont la traduction française est épuisée depuis de nombreuses années.

› Développement de l'iris

La partie antérieure de l'iris provient du mésoderme, comme la cornée et la sclérotique. Ce feuillet mésodermique s'enfonce dans l'intérieur de l'œil et rencontre le feuillet ectodermique postérieur développé aux dépens du bord antérieur de la vésicule optique.

À partir du troisième mois de la vie intra-utérine, le feuillet ectodermique progresse lentement vers le milieu de la pupille et rencontre les fibres de la membrane pupillaire qui formera le feuillet antérieur. Ce n'est que beaucoup plus tard que la pupille est libérée par la disparition de la membrane pupillaire. De ce fait, un liseré étroit du feuillet ectodermique devient visible au bord pupillaire ; il n'est pas rare de trouver des reliquats tenus de la membrane pupillaire qui peuvent constituer une anomalie embryologique persistante.

› Anatomie de l'iris

Situé dans un plan frontal, l'iris se présente légèrement en avant. Apparaissant bombé, il baigne dans l'humeur aqueuse séparant la chambre antérieure de la chambre postérieure. Son diamètre est de 12 à 13 mm. Son épaisseur diffère en fonction de la région examinée : plus importante dans sa partie médiane dans la région de la collerette (0,6 mm), l'épaisseur diminue graduellement en allant vers la pupille. C'est à l'étage de sa racine que l'iris est le plus mince (0,1 mm), ce qui explique sa vulnérabilité.

L'iris peut être apprécié dans sa forme et sa couleur directement sans aucun moyen auxiliaire. Du point de vue de l'optique physique, on peut le comparer au diaphragme d'un appareil photographique.

L'iris n'est pas directement accolé aux enveloppes extérieures du globe. Il forme la partie antérieure de l'uvée et est tendu pour ainsi dire comme un diaphragme entre le limbe scléro-cornéen et le cristallin sur lequel il repose légèrement. Il forme la séparation entre la chambre antérieure et la chambre postérieure de l'œil.

Ce sont les fibres en saillie à direction radiaire, contenant les vaisseaux sanguins du stroma qui donnent à l'iris son dessin caractéristique. Ces fibres radiaires s'entremêlent au voisinage de la pupille avec des fibres circulaires. La couronne qui en résulte est appelée la collerette irienne.

À l'extérieur de ce petit cercle parapupillaire se trouve la zone ciliaire. Dans cette zone extérieure, il existe entre les fibres radiaires quelques interstices larges et en creux, mais superficiels, on les appelle les lacunes, caractérisées par leur pauvreté en vaisseaux sanguins.

La zone interne de la collerette présente au bord pupillaire un repli de l'épithélium rétinien (ou cercle péripupillaire), légèrement teinté en brun, formé embryologiquement par l'invagination de la vésicule optique.

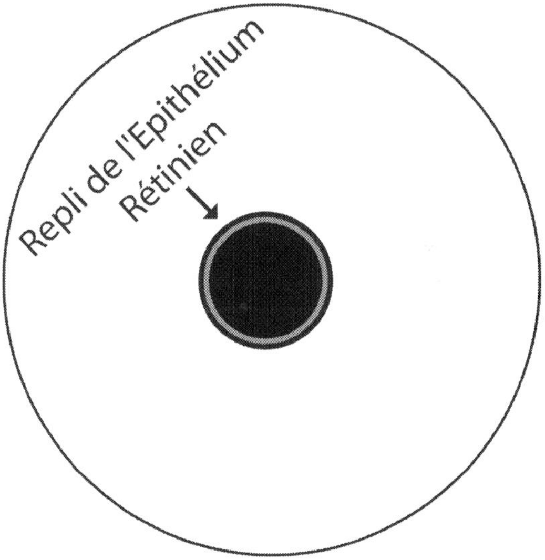

Pour les iridologues, le repli de l'épithélium rétinien apporte des informations intéressantes sur le fonctionnement du système nerveux parasympathique. En effet, plus ce cercle est épais, plus on se rapproche du terrain vagotonique, c'est-à-dire, une disposition à la dystonie neuro-végétative où le système nerveux parasympathique l'emporte sur le système nerveux orthosympathique.

› Anatomie macroscopique de l'iris

L'iris est un disque de forme régulièrement circulaire, percé en son centre d'un orifice à ouverture variable : la pupille.

L'iris n'est pas plat, mais, au contraire, se présente comme un entonnoir à sommet antérieur pupillaire et à base post-cristallienne.

L'iris est en continuation du muscle ciliaire et de la sclérotique et appartient à la chambre intérieure de l'œil. Son épaisseur moyenne est de 0,3 mm et son diamètre mesure de 12 à 13 mm.

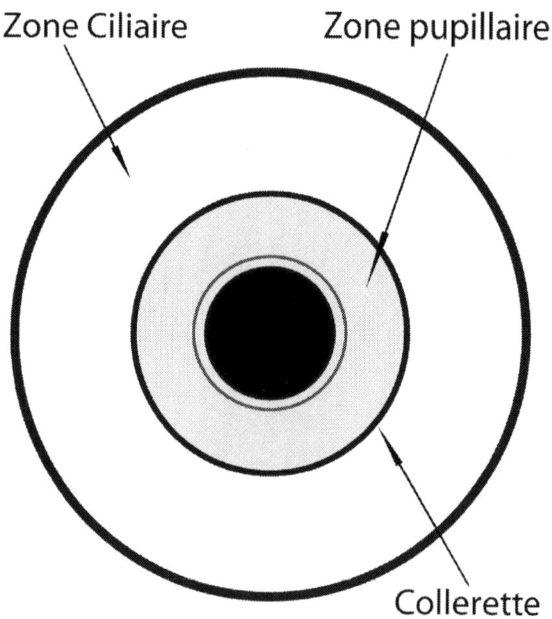

Anatomie macroscopique de l'iris : face postérieure.

La face antérieure de l'iris est remarquable par ses irrégularités de surface et de coloration. La face antérieure est recouverte dans son ensemble par des saillies demi-cylindriques de trabécules à direction radiaire.

À l'union du tiers interne avec les deux tiers externes, ces trabécules s'anastomosent et circonscrivent des dépressions à contours arrondis ou polygonaux. Ce sont ces saillies, ces trabécules et ces dépressions qui nous donneront, par leur observation particulière, des notions exactes objectives permettant de préciser le dépistage iridologique.

On distingue quatre zones :

– la zone ciliaire se montre formée de deux régions. La région interne, qui est celle des procès ciliaires, est formée d'un tissu conjonctif lâche contenant d'importants pelotons vasculaires. La région regardant vers l'extérieur est occupée par le muscle ciliaire, dont la coupe, sur une section méridienne du globe oculaire, a une forme triangulaire Le muscle ciliaire est constitué par des fibres lisses, dont les principales s'étendent de la ligne d'union de la sclérotique et de la cornée en avant à la face externe de la choroïde en arrière ;

– la collerette, elle, se situe à l'union du 1/3 interne et des 2/3 externes de la surface de l'iris délimitant ainsi la zone pupillaire de la zone ciliaire. Dans certains cas, elle prend l'aspect d'une ligne accidentée ; parfois, elle ressemble à une « dent de scie ». À la naissance, la collerette n'est pas visible dans les iris des nouveau-nés.

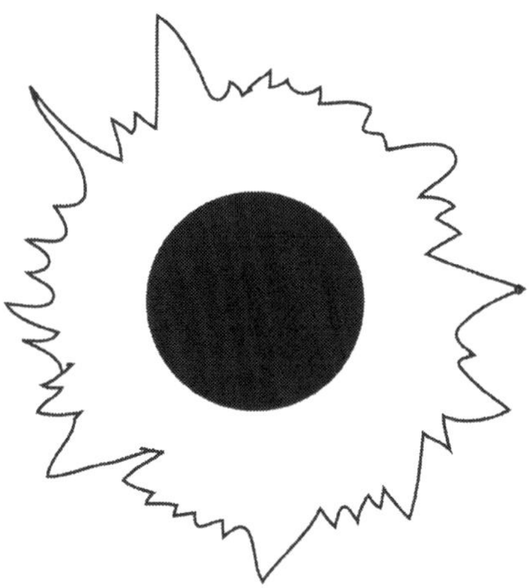

La collerette.

Elle représente, pour les iridologues, la zone réflexe du système orthosympathique. Sa couleur est blanche ou jaune orangé selon la nature de la cause physiologique interne ou externe, mettant en évidence la sensibilité du système sympathique de chacun.

– La zone pupillaire large de 2 mm : la zone du rebord pupillaire est un cercle qui comprend un anneau festonné (ou ourlet), pigmentaire correspondant au débordement en avant du feuillet pigmenté postérieur au niveau de la pupille. On peut aussi observer, dans la zone pupillaire, la zone du sphincter qui a l'aspect d'une bande circulaire. On peut l'observer à l'œil nu dans les yeux de couleur claire.

› Vascularisation de l'iris

L'iris est une structure très vascularisée ce qui, en partie, explique le transport de l'information.

Les artères : elles résultent du grand cercle artériel de l'iris qui habite, en fait, dans le corps ciliaire. Le grand cercle est constitué par l'union des deux branches de section des artères ciliaires longues postérieures, nasale et temporale, qui se développent dans la suprachoroïde sans donner de collatérales. Ce cercle anastomotique est aussi nourri par les artères ciliaires antérieures, branches des artères musculaires.

Les veines : constituées à partir des capillaires de la zone pupillaire, les rameaux veineux démarquent leur trajet sur les artères plus superficielles avec lesquelles on constate des anastomoses. Les veines parviennent au niveau du corps ciliaire où elles reçoivent les veines des procès ciliaires puis progressent dans la suprachoroide.

› Innervation de l'iris

L'innervation des deux muscles de l'iris est assurée par le système nerveux végétatif. Les deux sphincters de la pupille, aux actions antagonistes, sont contrôlés par le nerf moteur oculaire commun, parasympathique ; le dilatateur par le plexus carotidien sympathique. L'existence de ces deux systèmes moteurs innervant chacun un muscle à action différente permet de moduler le calibre de la pupille : le système parasympathique assure la contraction du muscle sphincter, et donc le myosis ; le système sympathique celle du muscle dilatateur, donc la mydriase.

› Somatotopie irienne

Le terme somatotopie à été introduit par le docteur Wilder Penfield, neurochirurgien à Montréal, dans les années 1940-1950, pour décrire les localisations motrices et sensitives au niveau du cortex cérébral.

Par exemple, la somatotopie sensitive est la représentation de la surface cutanée sur la surface du cortex, mais l'importance de cette représentation n'est pas proportionnelle à l'étendue de la surface innervée, mais en rapport avec la densité des récepteurs (homonculus sensitif).

Sur le plan étymologique, le terme somatotopie se compose de deux mots grecs : *sôma* qui est relatif au corps physique et *topos* qui désigne un lieu. Le dictionnaire Larousse donne la définition suivante : « Représentation du corps, point par point, par des éléments nerveux discrets au sein d'une structure nerveuse, qui permet au système nerveux la discrimination spatiale lorsqu'il reçoit les messages sensitifs ainsi que la commande précise de différents segments corporels. »

André Roux dans son ouvrage *Introduction à l'iridologie* indique à propos du terme somatotopie : « De même qu'il existe des aires somesthésiques dans le cortex cérébral qui recueillent toutes les informations venant des organes, de même il existe une "somatotopie" irienne, c'est-à-dire une cartographie organique où chaque organe possède une plage réflexe. L'iris se comporte donc comme un écran de télévision en couleurs qui retransmettra des informations globales concernant l'ensemble des échanges métaboliques et des informations sectorielles sur l'état fonctionnel et tissulaire de chaque organe ».

Dans ce chapitre, nous exposerons simplement la somatotopie circulaire de l'iris, c'est-à-dire l'étude des zones réflexes allant de la pupille à la périphérie. Ensuite, nous parlerons, dans un autre chapitre, de la « topographie irienne » des différentes zones réflexes des systèmes et des organes, tout en restant, par ailleurs, dans le cadre du dépistage iridologique du terrain.

› Division circulaire de l'iris

– Cercle n° 1

C'est le cercle péripupillaire, que l'on nomme aussi « ourlet pupillaire » et qui se rapporte au système parasympathique. Lorsqu'il est présent, il est de couleur brun foncé. Plus il est épais, et plus il y a dysfonctionnement du système nerveux orthosympathique, cela pouvant aller jusqu'au dépistage du terrain vagotonique.

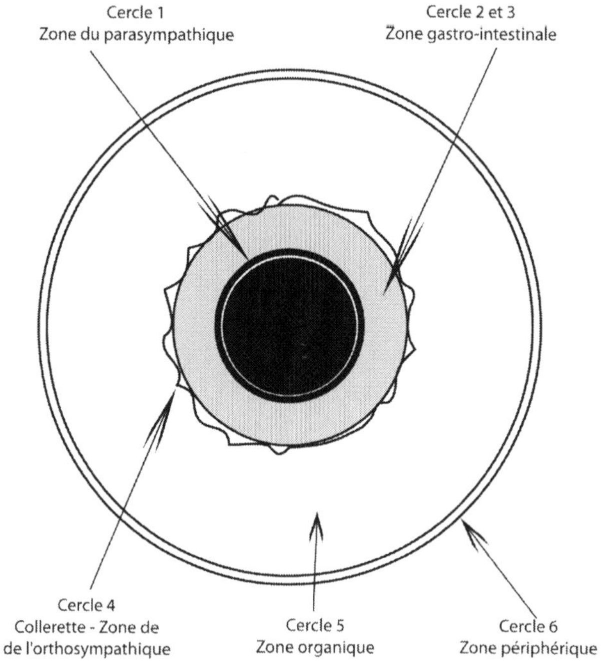

Division circulaire de l'iris.

– Cercles n° 2 et 3

Ces deux secteurs correspondent à la zone gastro-intestinale ; ils ne sont visibles que lorsque cet organe est atteint. La dépigmentation indique une hypochlorhydrie, la surpigmentation (jaune orangée) une hyperchlorhydrie.

Les différences de teintes donnent ce que l'on appelle l'image en cocarde ou halo.

– Cercle n° 4

C'est le « parcours » de la collerette ou frange, et il correspond, comme nous l'avons déjà dit, à la zone réflexe du système nerveux orthosympathique. Un bon relief est le signe du bon fonctionnement de l'orthosympathique. L'absence de collerette ou un relief plus ou moins aplati montre l'insuffisance de réactivité du système nerveux orthosympathique. Lorsque chez des sujets, cette collerette est très accidentée, on dépiste alors, le terrain sympathicotonique d'origine endogène.

– Cercle n° 5

C'est le cercle le plus large puisqu'il occupe les 2/3 de la zone radiaire. C'est la zone de projection organique où l'on retrouve tous les grands appareils : respiratoire, hépatique, urinaire, génital, osseux, les membres inférieurs et supérieurs, organes des sens, etc.

– Cercle n° 6

C'est la zone périphérique de l'iris, où est située l'enveloppe du corps, la circulation périphérique et lymphatique. On y trouve, selon le terrain individuel, l'anneau lipidique, l'anneau urique, le gérontoxon, parfois un large anneau de couleur foncée indiquant le terrain allergique à retentissement cutané.

› Origine de la couleur de l'iris

La couleur de l'ris est d'origine génétique. Le gène responsable de la teinte caracéristique de l'iris est localisé sur le chromosome 15.

Un autre gène situé sur le chromosome 19 prend part lui aussi à la détermination de la teinte de l'iris. Différents autres génes qui notamment ont pour role d' attribuer la totalité et la nature de la mélanine sont impliqués dans la coloration de l'iris. L'action de ces autres gènes peut même, parfois, expliquer que des parents aux yeux bleus puissent avoir un enfant aux yeux bruns.

En fait, la couleur de l'iris dépend de l'inclusion de grains de pigment dans la couche mésodermique. Si le pigment manque totalement on a un iris bleu, parce que le pigment rétinien, qui est constant, transparait en bleu à travers la couche opaque du stroma qui ne contient pas de pigment et qui le recouvre. Plus il y a de pigments dans la couche mésodermique, plus l'iris est brun. Il existe en deux variétés : la première détermine la couleur brune et noire et la seconde variété la couleur bleue.. L'allèle dominant de ce gène détermine la couleur verte alors que l'allèle récessif détermine la couleur bleue.

On rencontre parfois des iris de couleurs différentes, on dit qu'il s'agit d'hétérochromie. Cette différence de teinte irienne s'explique par un gène dominant agissant sur l'embryon en touchant spécifiquement un petit groupe de cellules. Certaines hétérochromies peuvent être induites par une maladie ou une blessure subie par l'appareil occulaire. En l'absence de pigment (par exemple, en cas d'albinisme), l'iris prend alors la couleur du sang qui y circule, c'est-à-dire rouge. Il existe toutes les nuances possibles et imaginables de couleurs d'iris, des plus communes aux plus rares.

Les nouveaux-nés ont toujours les yeux bleus, même s'il sont porteurs du gène des iris marron. En effet, la partie antérieure de l'iris ne contient pas de mélanine. Plus tard, après l'age maximum de six années la couleur de l'iris se modifie en raison de gènes liés au vert ou au ton de brun, qui permettent la pigmentation.

Topographie de l'iris

› Histoire des topographies iriennes

› Généralités sur la topographie irienne

› Les principales zones iriennes

› Histoire des topographies iriennes

La première carte irienne à été publiée par Ignaz Peczély en langue magyare, dans un ouvrage intitulé *Découverte dans le domaine des Sciences naturelles et la thérapeutique*. La première partie de cet ouvrage comprend un guide pour l'étude du « Diagnostic des yeux », avec un croquis qui fut reproduit en 1886 dans l'homéopathie Monatsblätter. Les observations réalisées par Peczély sont déjà nombreuses. Les membres supérieurs et inférieurs, les poumons, la rate, le cœur, le dos sont exactement situés.

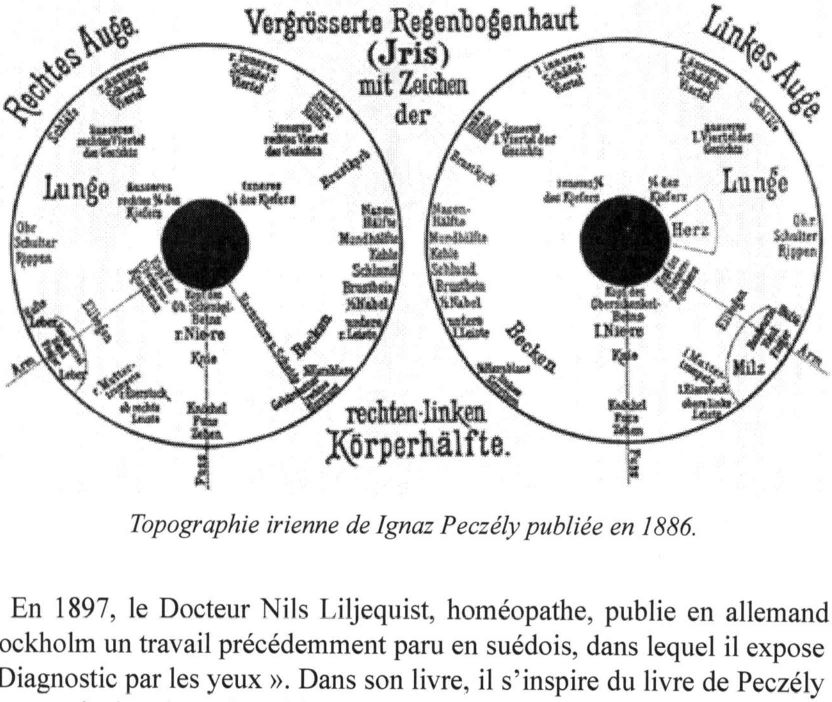

Topographie irienne de Ignaz Peczély publiée en 1886.

En 1897, le Docteur Nils Liljequist, homéopathe, publie en allemand à Stockholm un travail précédemment paru en suédois, dans lequel il expose le « Diagnostic par les yeux ». Dans son livre, il s'inspire du livre de Peczély et d'une petite brochure de Schlegel parue en février 1887.

Le schéma qu'il donne de la topographie irienne est plus complet que celui de Peczély : l'estomac est localisé autour de la pupille dans le cercle central de l'iris, les intestins sont localisés autour de la zone gastrique, l'appendice, le rectum sont parfaitement indiqués ; enfin, les poumons sont mieux désignés et leurs lobes respectifs nettement distingués.

Liljequist conserve la région correspondant à l'utérus dans le secteur inféro-interne de l'œil droit, mais il place la zone hépatique dans le secteur inféro-externe de l'œil droit, immédiatement au-dessous du membre supérieur.

En 1887, le docteur Schlegel, médecin homéopathe à Tubinguen, après un séjour passé auprès de Peczély, publie un petit fascicule sur l'iridologie, mais c'est en 1906 qu'il publie une deuxième édition dans laquelle il donne un schéma tout à fait complet et précis, emprunté à l'ouvrage de Thiel. Les correspondances iriennes des différents organes du corps sont nettement établies et définitivement situées. La situation de certains organes, tels que les reins, la vessie, la plèvre, est nettement précisée.

En 1902, Pierre-Jean Thiel d'Eberfeld, publie *Le moyen de trouver une maladie par les yeux* avec trois tableaux en couleur et quatre tableaux en noir.

En 1922, le docteur Henry Lindlhar publie une excellente topographie.

C'est en France, à partir de 1915, que le docteur Léon Vannier fait part de ses observations. Il publie une première édition en 1923, puis de nombreuses rééditions en 1932, 1950 et 1957, dans lesquelles il effectue une imposante synthèse permettant une étude et une comparaison minutieuse de différentes topographies publiées jusqu'alors.

Gilbert Jausas publie en 1947 un ouvrage intitulé *Traité d'iridologie médicale* ; ce livre permet de découvrir une nouvelle topographie. Mais il faudra attendre une autre publication en 1978, *L'iridologie rénovée,* pour disposer d'une topographie richement documentée.

En 1950 Bernard Jensen publie une cartographie comprenant pour la première fois des lignes de démarcation bien définies entre chaque zone organique.

Alfred Maubach publie, en 1958, un ouvrage de 22 pages de textes et de nombreuses planches en couleurs comprenant des dessins de cartes iriennes par affinité d'organes.

Dans les années 1960, un allemand, le professeur Angerer, publie une carte irienne remarquable exclusivement basée sur les zones réflexes, méthode qui exige toutefois une longue pratique de l'iridologie.

En 1975, René Bourdiol publie un ouvrage important dans lequel est insérée une cartographie abondamment documentée et que de nombreux iridologues adoptent dans leur pratique professionnelle.

Par ailleurs, André Roux publie, en 1981, un ouvrage aux Éditions Edinat, au sein duquel s'impose une impressionnante topographie irienne, inspirée de son maître Gaston Verdier. À propos de sa cartographie, citons André Roux : « J'ai associé dans ma topographie la division sectorielle de la rose des vents qui nous présente 16 secteurs, 16 zones radiaires permettant un excellent partage des appareils organiques, et le jalonnement du cercle périphérique de l'iris par les divisions du cadran horaire en heures et minutes, cette dernière division augmentant encore les possibilités de repérage des zones réflexes. La première division a été effectuée par Gaston Verdier, la seconde par de nombreux auteurs allemands. »

À propos des multiples publications de cartes iriennes et des localisations sectorielles, citons encore André Roux : « Je suis cependant convaincu que les divergences de localisations somatotopiques des différents chercheurs n'en sont pas ; en réalité, chaque praticien a une expérience complémentaire des autres. Il en ressort que certains appareils se retrouvent toujours et exclusivement dans une zone admise par tous : l'appareil respiratoire, l'encéphale, le foie et l'appareil digestif, mais que certains autres complexes organiques se retrouvent dans deux ou trois secteurs réflexes différents. C'est le cas des appareils urinaire et génital, et du pancréas, notamment. »

› Généralités sur la topographie irienne

La topographie irienne que nous présentons dans cet ouvrage est le fruit, d'une part, de l'expérience personnelle et, d'autre part, de la synthèse des nombreuses cartographies publiées, notamment celles de Bourdiol, Jensen, et Roux. La condition première pour pratiquer le dépistage iridologique est la connaissance parfaite des différents secteurs organiques de la topographie irienne.

On détermine très simplement la localisation des différents emplacements de l'iris, par les chiffres d'un cadran horaire en allant dans le sens des aiguilles d'une montre de 1 h à 12 h. D'autres auteurs déterminent ces localisations en utilisant la division en degrés. Elle est peut-être plus exacte que la localisation horaire, mais elle est plus compliquée en pratique.

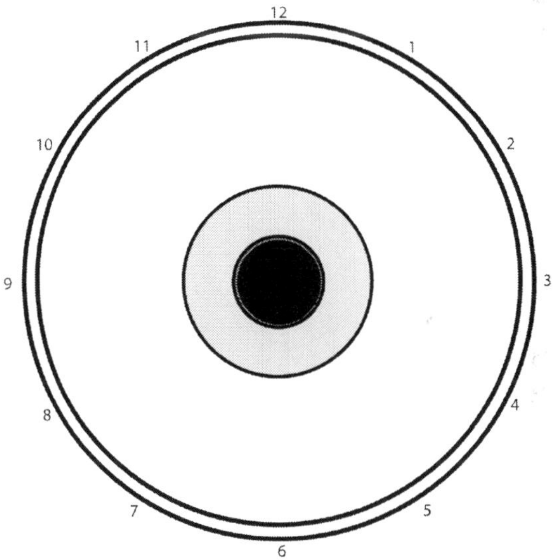

Cadran horaire de 1 h à 12 h.

Les signes des organes de la moitié droite du corps s'observent dans l'iris droit, ceux de la moitié gauche, dans l'iris gauche. Les organes médians (estomac, vessie, cœur, etc.) se projettent à la fois des deux côtés. La moitié supérieure du corps (tête, organes céphaliques) se projettent dans la partie supérieure de l'iris, la moitié inférieure du corps dans la partie inférieure de l'iris.

Les frontières entre les régions ne sont pas aussi nettement définies qu'elles sont représentées sur le diagramme irien, que l'on a voulu avant tout rendre clair. On observe très souvent de légers déplacements, qui n'offrent d'ailleurs aucune difficulté majeure aux praticiens expérimentés.

Quand on regarde une cartographie irienne, on observe qu'elle possède deux grandes régions situées concentriquement autour de la pupille. La région interne voisine de la pupille est dite champ gastro-intestinal, elle correspond anatomiquement à la région située à l'intérieur de la collerette. Le grand cercle externe (champ ciliaire) contient tous les autres organes.

Les deux moitiés internes de l'iris sont appelées nasales, les deux moitiés externes sont appelées temporales. Cette détermination des localisations a été conservée du fait de sa simplicité. Les signes d'organes apparaissent dans des régions de l'iris appelées secteurs organiques.

› Les principales zones iriennes

– La zone cérébrale et du système nerveux central

Elle se situe entre 11 h 30 et 12 h 30 dans les iris droit et gauche. L'hypotalamus est situé latéralement à droite dans l'iris droit et à gauche dans l'iris gauche. Le cervelet est situé latéralement à gauche dans l'iris droit et à droite dans l'iris gauche. Le cerveau, l'hypophyse et l'atlas-axis sont au centre, en bas dans les deux iris.

– Le secteur oculaire

Il est localisé entre 1 h et 1 h 30 dans l'iris droit, et 10 h 30 et 11 h dans l'iris gauche.

– Zone du dos, de la colonne vertébrale

Elle se situe dans la partie supérieure entre 8 h et 9 h dans l'iris gauche et entre 3 h et 4 h dans l'iris droit. Dans la partie latéro-supérieure, à gauche et à droite de cette zone, on trouve le thymus dans les deux iris.

– Zone du système respiratoire

Elle comprend toute la structure pulmonaire. Les deux lobes du poumon gauche sont situés entre 2 h et 3 h 30 dans l'iris gauche.

Iris droit

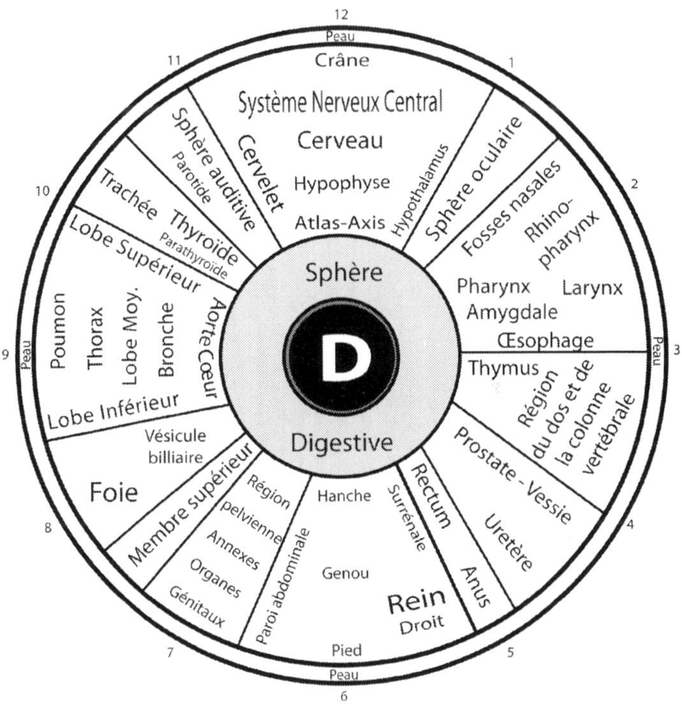
12
Peau
Crâne
Système Nerveux Central
Cerveau
Hypophyse
Atlas-Axis
Hypothalamus
Cervelet
Sphère auditive
Parotide
Trachée
Thyroïde
Parathyroïde
Sphère oculaire
Fosses nasales
Rhino-pharynx
Pharynx
Larynx
Amygdale
Œsophage
Thymus
Région du dos et de la colonne vertébrale
Prostate - Vessie
Uretère
Anus
Rectum
Surrénale
Rein
Droit
Genou
Hanche
Pied
Paroi abdominale
Région pelvienne
Annexes
Organes
Génitaux
Membre supérieur
Foie
Vésicule billiaire
Lobe Inférieur
Poumon
Thorax
Lobe Moy.
Bronche
Aorte Cœur
Lobe Supérieur
Sphère
D
Digestive
1
2
3
4
5
6
7
8
9
10
11

Iris gauche

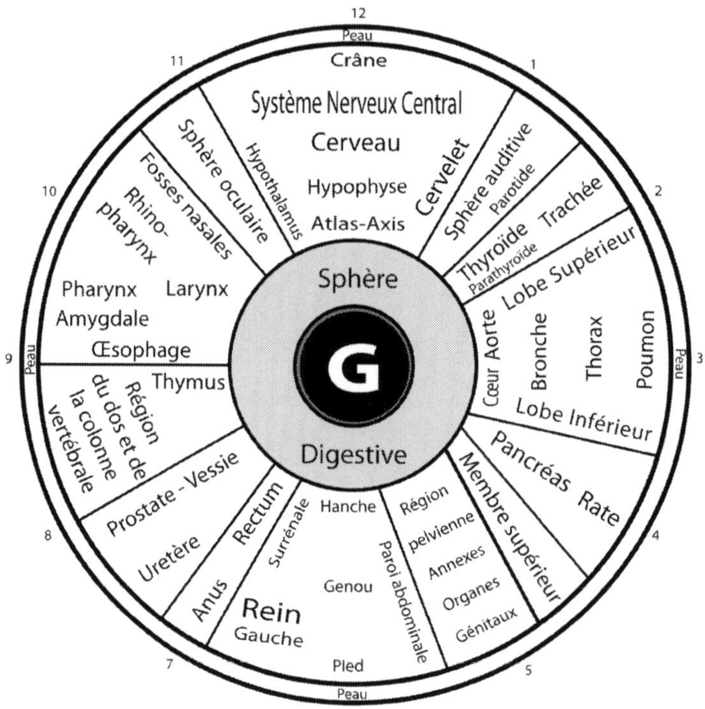
12
Peau
Crâne
Système Nerveux Central
Cerveau
Hypophyse
Atlas-Axis
Hypothalamus
Cervelet
1
Sphère auditive
Parotide
2
Thyroïde
Parathyroïde
Trachée
Lobe Supérieur
Cœur Aorte
Bronche
Thorax
Poumon
Peau
3
Lobe Inférieur
Pancréas Rate
4
Membre supérieur
Région pelvienne
Annexes
Organes
Génitaux
5
Paroi abdominale
Hanche
Genou
Pied
Peau
6
Surrénale
Rein
Gauche
Anus
Rectum
7
Uretère
Prostate - Vessie
8
Région du dos et de la colonne vertébrale
Thymus
9
Peau
Œsophage
Pharynx
Larynx
Amygdale
10
Rhino-pharynx
Fosses nasales
Sphère oculaire
11
Sphère
G
Digestive

Les trois lobes du poumon droit sont situés entre 8 h 30 et 10 h dans l'iris droit. Les bronches sont situées dans la partie supérieure entre 2 h et 3 h 30 dans l'iris gauche, et entre 8 h 30 et 10 h dans l'iris droit.

– Zone ORL

Elle comprend les fausses nasales, le rhinopharynx, le layrnx, le pharynx et les amygdales. Elle est située entre 1 h 30 et 3 h dans l'iris droit et entre 9 h et 10 h 30 dans l'iris gauche. Dans la partie inférieure de la zone, on trouve également l'œsophage, dans l'iris droit et gauche. La sphère auditive est, quant à elle, située entre 10 h 30 et 11 h dans l'iris droit et entre 1 h et 1 h 30 dans l'iris gauche. Dans la zone de la sphère auditive, on trouve aussi la glande parotide dans les deux iris.

– Zone des reins et des glandes surrénales

Elle est située dans la partie latéro-inférieure à droite entre 5 h 15 et 6 h dans l'iris droit et à gauche entre 6 h 15 et 7 h dans l'iris gauche. Dans la partie supéro-latérale droite se trouve la glande surrénale droite et dans la partie supéro-latérale gauche est située la glande surrénale gauche.

– Zone de la vessie, de l'uretère et de la prostate

Elle est située entre 4 h et 4 h 50 dans l'iris droit, et entre 7 h 10 et 8 h dans l'iris gauche.

– Zone pelvienne et organes génitaux

Elle est localisée à 7 h dans l'iris droit et à 5 h dans l'iris gauche.

– Zone de l'anus et du rectum

Elle comprend l'anus dans la partie inférieure et le rectum dans la partie supérieure, et se situe à 5 h dans l'iris droit et à 7 h dans l'iris gauche.

– Zone de la glande thyroïde et parathyroïde

Elle est située dans la partie supérieure, entre 10 h et 10 h 30 dans l'iris droit, et entre 1 h 30 et 2 h dans l'iris gauche. Dans la partie supérieure on trouve également la trachée-artère placée aux mêmes horaires.

- Les secteurs du système digestif

Les organes du système digestif occupent une place très importante dans les deux iris, environ 1/3 pour chacun d'entre eux. La zone gastro-intestinale dans sa totalité est présente entre la pupille et la collerette. Lorsqu'elle est colorée en jaune orangé, la zone gastro-intestinale témoigne de la présence du terrain gastro-entérique. Pour sa part, l'estomac est situé dans le cercle 2, à mi-chemin entre la pupille et la collerette.

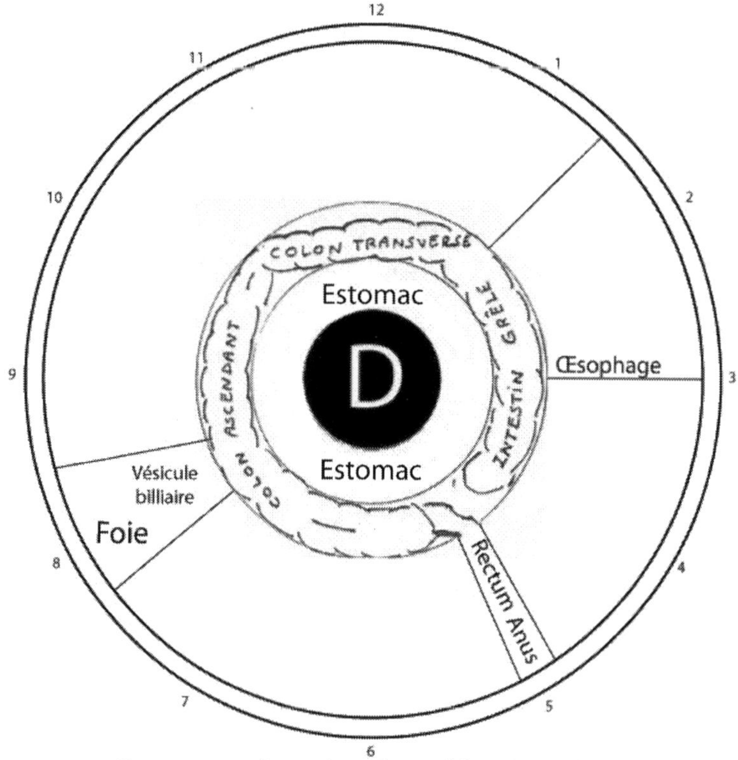

Les secteurs du système digestif dans l'iris droit.

Dans le cercle 3, on trouve : le côlon transverse localisé dans la partie supérieure des deux iris ; l'intestin grêle occupe la partie latérale droite dans l'iris droit et la partie latérale gauche dans l'iris gauche ; le côlon ascendant est, pour sa part, situé dans la partie latérale gauche dans l'iris droit et le côlon descendant dans la partie latérale droite de l'iris gauche ; quant au sygmoïde, il occupe la partie inférieure dans les deux iris.

– Le foie et la vésicule biliaire

Le foie est situé dans la partie inférieure et la vésicule biliaire dans la partie supérieure entre 7 h 45 et 8 h 30 dans l'iris droit.

– L'œsophage

Il est situé en position latérale à 3 h dans l'iris droit et à 9 h dans l'iris gauche.

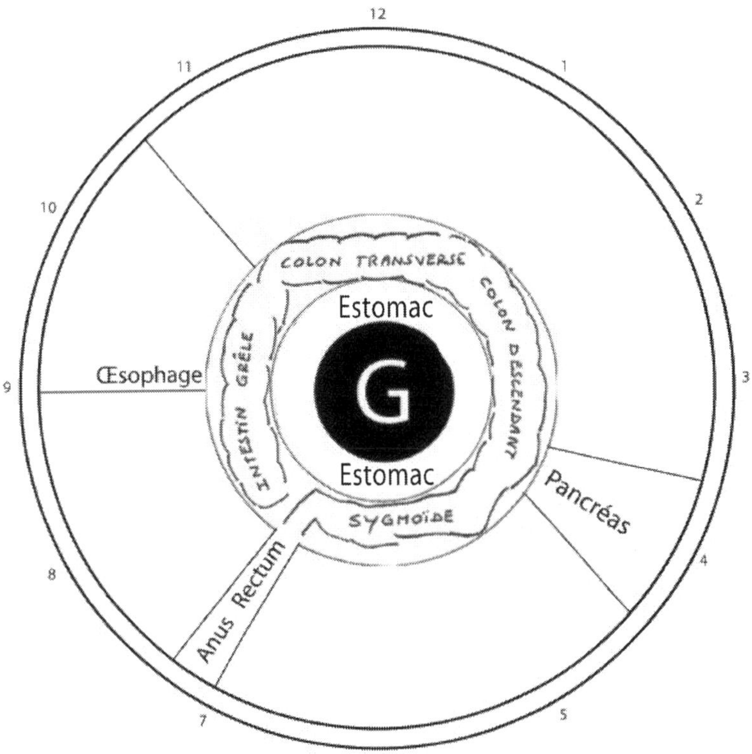

Les secteurs du système digestif dans l'iris gauche.

L'anus et le rectum sont situés à 5 h dans l'iris droit et à 7 h dans l'iris gauche.

Le pancréas est positionné à 4 h dans l'iris gauche.

Les densités de la trame irienne

› Structure ou densité de la trame irienne

› Trame 1 = les iris à trame compacte

› Trame 2 = les iris à trame lâche

› Trame 3 = les iris à trame vacuolaire

› Trame 4 = les iris à trame rompue

› Structure ou densité de la trame irienne

L'iris est constitué, dans la partie externe apparente de sa face antérieure, par un réseau de fibres dont le degré de liaison est différent d'un sujet à l'autre. C'est la trame irienne, encore appelée texture ou densité irienne, et il est important de savoir qu'il existe une corrélation entre la densité de l'iris et les résistances générales de l'organisme, en ce sens que plus la trame irienne est régulière, fine et serrée, plus les défenses immunitaires sont bonnes et plus la résistance aux agressions est puissante. Inversement, plus la trame irienne est lâche, plus cette résistance est faible.

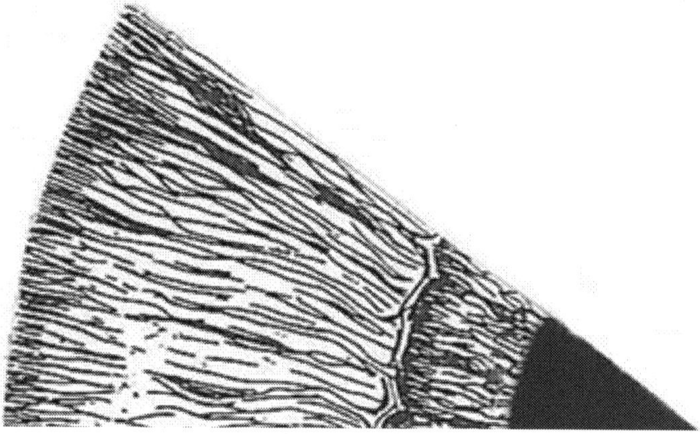

Structure de la trame irienne ou densité irienne.

Il faut cependant savoir que le fait de détenir une trame 1-2 ou 3 ne permet pas d'échapper, malheureusement, aux maladies chroniques ou dégénératives, cela dépendra avant tout du mode de vie hygiéno-diététique adopté par chacun. En effet, le fait de posséder une densité irienne de bonne qualité permet de mieux se défendre contre les agressions extérieures.

Par ailleurs, la trame irienne ne se modifie jamais au cours de la vie, même à l'occasion d'une réforme alimentaire et encore moins du fait d'une guérison. L'argument qui maintenant conforte de façon indéniable notre position, que nous défendons depuis plus de trente ans, c'est que, depuis quelques années, comme nous l'avons déjà évoqué au début de cet ouvrage, la biométrie permet l'identification des personnes, de manière inéluctable, à l'occasion de différents contrôles, par exemple, pour le passage de la douane aux aéroports.

› Trame 1 = les iris à trame compacte

La surface irienne est lisse, la trame est serrée, la couleur est unie, prend un aspect de « verre de montre » pour certains, un « effet de nacre » pour d'autres. C'est un signe traduisant une excellente hérédité, un excellent système de défense qui, devant la maladie, permet d'entrevoir un excellent pronostic.

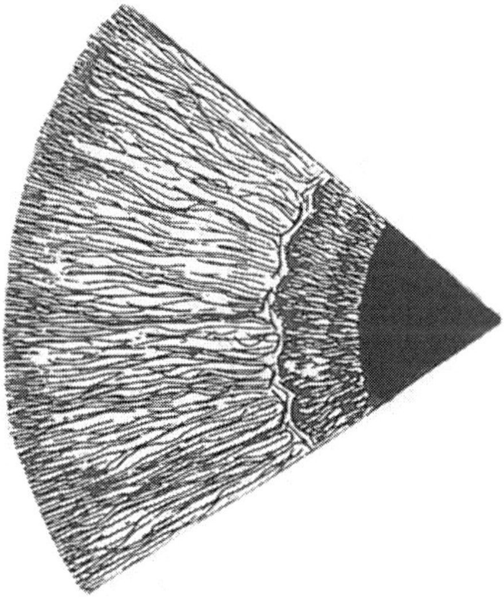

TRAME IRIENNE N° 1 - COMPACTE

⬇

surface lisse + fibres rectilignes
+ couleur unie + aspect d'un verre de montre

TRADUCTION

⬇

bon patrimoine héréditaire
indice d'excellente vitalité
très bonnes défenses immunitaires

› Trame 2 = les iris à trame lâche

Les fibres sont plus espacées que précédemment et visibles. Elles ondulent, se distendent, se chevauchent, donnant l'impression de touffes de cheveux grossièrement peignés. En présence de ces signes, on peut dire que les défenses immunitaires du sujet sont moyennes, la vitalité est amoindrie.

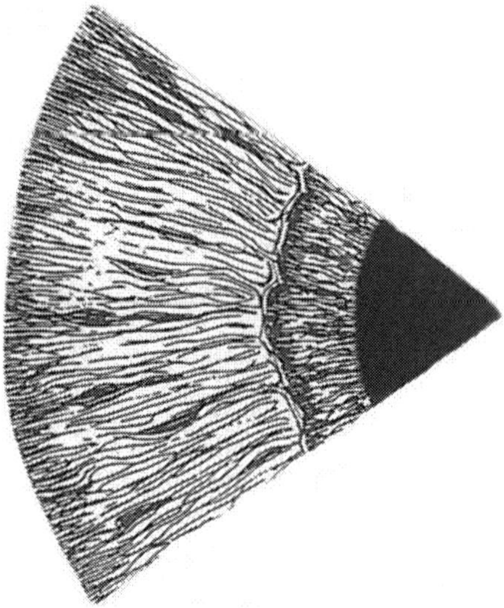

TRAME 2 - LÂCHE

↓

fibres plus espacées que la trame n° 1

+

les fibres ondulent se distendent, se chevauchent

TRADUCTION

↓

patrimoine héréditaire assez bon

vitalité amoindrie + faiblesse organique

› Trame 3 = les iris à trame vacuolaire

Les fibres se relâchent et s'écartent, puis se rejoignent en formant des vides ou vacuoles. Ces vacuoles sont nombreuses et quasiment généralisées à toute la surface de l'iris. C'est un signe qui traduit un système immunitaire déficient et l'insuffisance organique réactionnelle. Le pronostic est donc défaforable dans le cas d'une maladie, même légère.

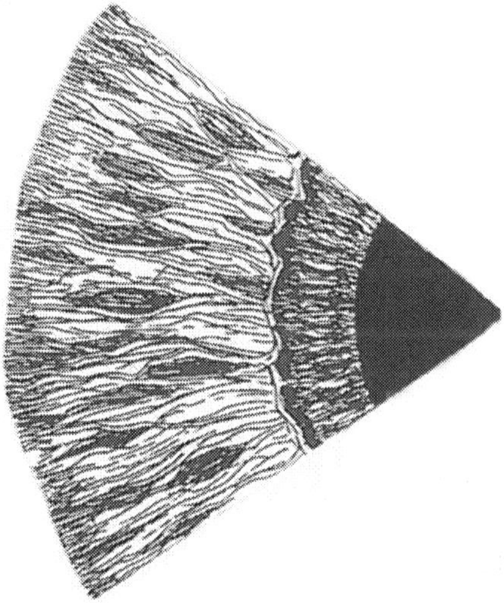

TRAME 3 - VACUOLAIRE

relâchement et écartement des fibres
+
formation de vacuoles

TRADUCTION

patrimoine héréditaire moyen
insuffisance organique réactionnelle

› Trame 4 = les iris à trame rompue

Les iris à trames rompues se caractérisent par une distension telle que les fibres sont coupées, se superposent, sont tordues. L'iris est parementé de véritables trous. Cette trame déchiquetée traduit une extrême faiblesse du système immunitaire ainsi qu'une désorganisation tissulaire.

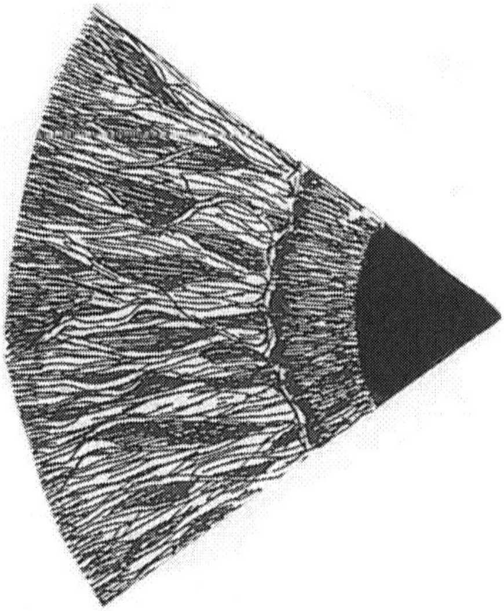

TRAME 4 - ROMPUE

↓

fibres coupées + fibres tordues
+
superposition des fibres

TRADUCTION

↓

terrain immunodéficient

Les signes iriens

- › Les lacunes, les ogives
- › Les arcs de cercle
- › Interprétation des anneaux de spasmes
- › Les radii solari ou traits radiaires
- › Les taches métaboliques et toxiniques
  - › Les taches résiduelles
  - › Les taches noires
  - › Les taches marron
  - › Les taches jaune orangé
  - › Les taches toxiniques rouges
- › Les colorations médicamenteuses

› Les lacunes, les ogives

Les lacunes sont circulaires, les ogives sont ovales, elles sont situées sur le stroma irien. Elles apparaissent peu à peu dans l'iris lors de la phase d'identification du terrain individuel. Elles sont localisées dans la zone irienne des organes majeurs.

Qu'elles soient ouvertes ou fermées, les lacunes sont toujours un signe d'affaiblissement concernant un organe situé sur la cartographie de l'iris. Les lacunes sont en fait des signes de nature génétique supplémentaires, permettant à l'iridologue d'affiner le dépistage irien au regard de l'image irienne caractéristique du terrain individuel. Contrairement à l'affirmation de certains iridologues, les ogives et les lacunes, ne « s'ouvrent pas et ne se referment pas » (cela a été nettement confirmé par les travaux sur la biométrie de l'iris).

Lorsque les lacunes sont en grand nombre
et occupent toute la surface de l'iris,
on parle alors d'immunodéficience.

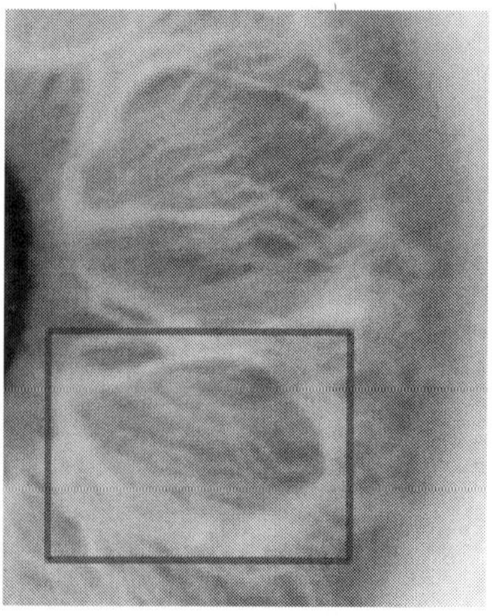

Lacune fermée.

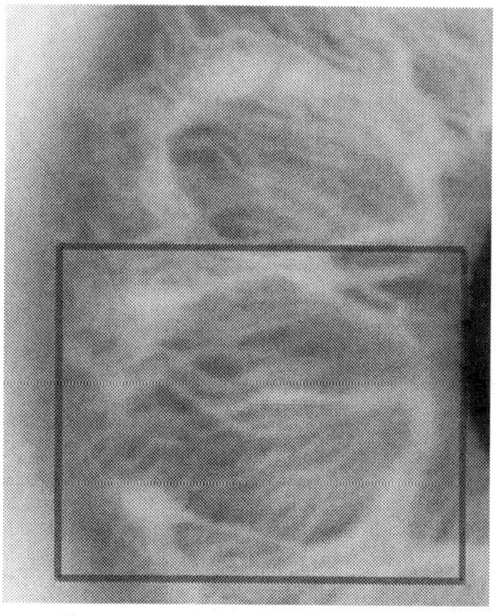

Lacune ouverte.

Certains iridologues affirment qu'une lacune ouverte serait la traduction « d'une perte de substance organique avec processus évolutif ».

et lorsque la lacune est fermée, cela signifierait « que la lésion est stabilisée, mais reste à surveiller ». Cela est bien évidemment erroné, d'autant plus, que depuis quelques années, la biométrie de l'iris nous démontre (comme nous l'avons déjà indiqué au début de cet ouvrage) que les structures qui créent les éléments distinctifs de l'iris sont définitivement formées au huitième mois après la naissance.

• Les lacunes à fond noir

Le fond noir d'une lacune peut être considéré comme un signe de très haute importance. Il peut indiquer une disposition à la dégénérescence tissulaire, laissant redouter une maladie dégénérative présente ou à venir, de nature diverse et souvent en relation avec la nature du terrain individuel.

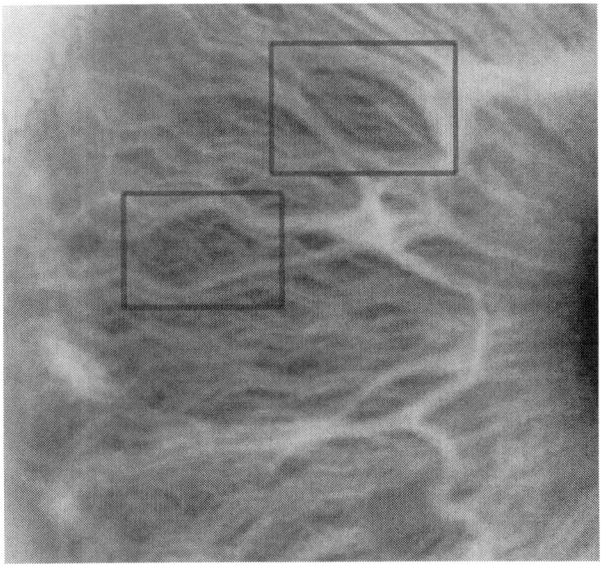

Lacune à fond noir.

La dégénérescence tissulaire aboutit à la destruction d'une cellule ou d'un tissu de manière réversible ou irréversible. On peut évoquer, par exemple, la dégénérescence graisseuse, qui est l'impossibilité par la cellule d'utiliser les triglycérides, ou la stéatose hépatique, qui est une accumulation d'une graisse appelée triglycéride, dans la cellule hépatique elle-même. Les causes favorisant la dégénérescence tissulaire sont souvent d'origine toxique, métabolique, hypoxique. Une hygiène de vie favorable devrait permettre d'éviter cette pathologie.

› Les arcs de cercle

Les arcs de cercle se présentent sous forme de cercles concentriques, soit continus, soit interrompus. Ils sont toujours situés dans la périphérie du champ irien, le plus souvent dans sa partie inférieure. Sur un plan purement médical, les ophtalmologistes pensent que les arcs de cercle qu'ils nomment des « sillons de contractions », sont de simples replis iriens, permettant un meilleur jeu ciliaire lors des modifications pupillaires. Selon les auteurs, les arcs de cercle ont des dénominations différentes :

- anneaux de spasmes ;
- anneaux de crampes ;
- anneaux de contraction ;
- anneaux cardiaques ;
- anneaux nerveux ;
- sillons de contraction ;
- lignes circulaires.

Pour notre part, nous préférons l'appellation « anneaux de spasmes » du fait que ceux-ci sont retrouvés chez près de 80 % des sujets souffrant de spasmophilie ou de colite spasmodique notamment. Un spasme est une contracture musculaire involontaire qui concerne un groupe musculaire, un muscle et parfois même un faisceau musculaire isolé.

Les anneaux de spasmes sont présents dans environ 60 % des iris hématogènes, c'est-à-dire les iris marron foncé et mixtes de couleur brun clair et environ 40 % des iris bleus ou gris de type fibrillaire.

Ils se présentent sur deux, trois, quatre rangées, parfois plus. Mais, plus il y a de rangées, plus le terrain spasmodique est évident. On les observe très tôt chez les enfants en bas âge. Selon la nature des iris, les anneaux circulaires peuvent présenter différents aspects :

– dans les iris pigmentaires (bruns), ils sont jaunes ou bruns ;
– dans les iris fibrillaires, ils sont brillants, de couleur claire, bleuâtres, quelquefois jaunes ;
– dans les iris mixtes, ils sont jaunâtres ou verdâtres.

Quelles que soient leurs couleurs, les anneaux de spasmes indiquent toujours un état spasmodique plus ou moins chronique, selon leur nombre observé dans l'iris.

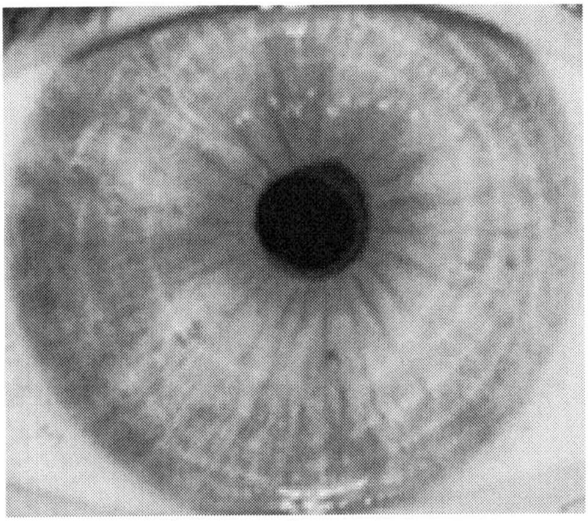

Anneaux de spasmes.

› Interprétation des anneaux de spasmes

En fonction de leurs formes, les anneaux de spasmes peuvent évoquer divers troubles.

– Anneaux concentriques autour de la pupille

Ils sont disposés en cercle entre la collerette et le cercle périphérique, c'est-à-dire dans la zone radiaire.

La présence d'anneaux circulaires indique une nette tendance à la spasmophilie, à l'irritabilité neuro-musculaire, l'instabilité neuro-végétative à type de crampes, de contractures musculaires, et de spasmes.

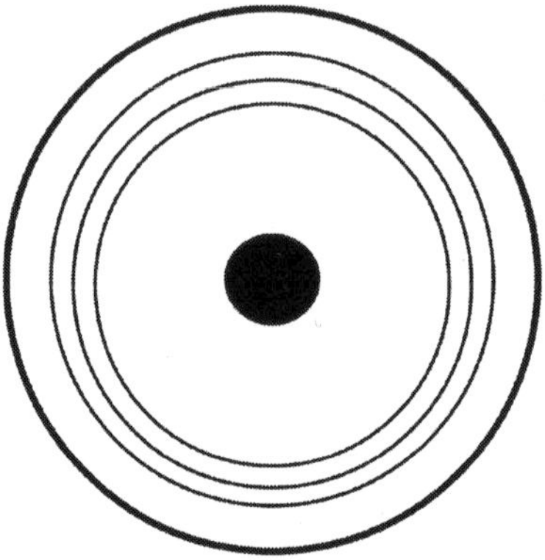

Anneaux concentriques autour de la pupille.

Bourdiol remarque aussi que ces anneaux peuvent être observés dans les iris « des maniaques » ou chez les « très grands nerveux ». De même, on observe souvent des anneaux de spasmes chez les sujets souffrant de différentes maladies liées à l'état spasmodique, par exemple :

– la colite spasmodique, appelée aussi « syndrome de l'intestin irritable » qui constitue le motif de consultation le plus fréquent en gastro-entérologie. Lors de l'examen iridologique, nous retrouvons souvent l'image d'une collerette jaune orangé avec des anneaux circulaires sur trois rangées au moins ;

– le torticolis spasmodique, soit une dystonie chronique, dont la douleur est particulièrement pénible et spontanément résolutive du cou. Le torticolis spasmodique se manifeste par des contractions involontaires du sterno-cléido-mastoïdien, muscle situé au niveau du cou et entraînant des mouvements de flexion, torsion et rotation de la tête ;

– le blépharospasme, dystonie, maladie qui se caractérise notamment par des contractions involontaires des muscles de l'orbite provoquant une fermeture des paupières.

– En forme d'anneaux concentriques excentrés

Leur évocation est en rapport avec la direction dans laquelle ces anneaux sont le plus excentrés, approchant intimement le cercle périphérique.

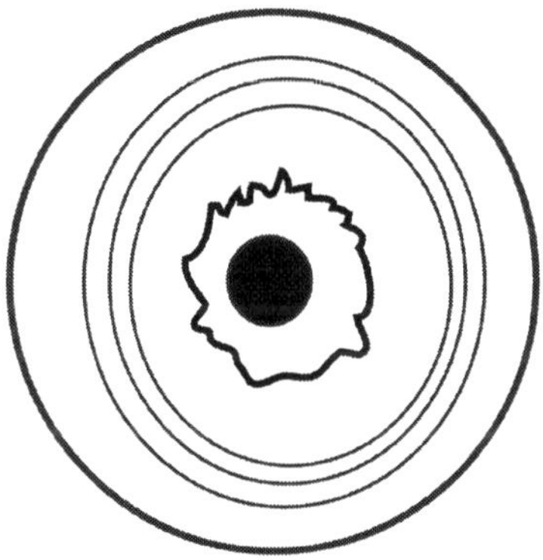

Anneaux concentriques excentrés.

Lorsque ces anneaux sont excentrés à 12 heures, il peut s'agir dans ce cas, de troubles encéphaliques d'origine génétique particularisés par des spasmes, épilepsie et rigidité. Bourdiol a très nettement observé des cas d'épilepsie et de maladie de Parkinson. À 6 heures, il a également remarqué des états spasmodiques des voies digestives.

Lorsque ces anneaux excentrés sont dirigés vers 9 heures dans l'iris droit et vers 3 heures dans l'iris gauche, il s'agit dans ce cas d'une disposition aux cardiopathies présentant une origine nerveuse : angoisses, dyspnée, palpitations.

Situés par exemple à 12 heures dans les deux iris, ils indiquent une épilepsie, à 3 heures dans l'iris gauche une insuffisance cardiaque, à 4 heures, dans l'iris gauche une faiblesse du pancréas, etc.

– En forme ovale

Ils évoqueraient des affections psychotiques ou des dispositions d'origique génétique à caractère neurologique.

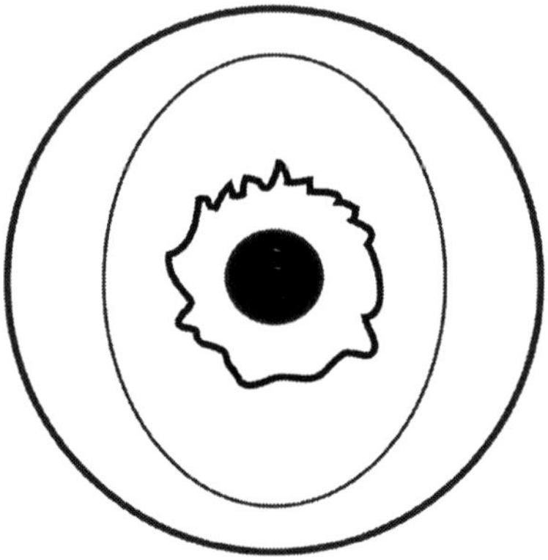

Anneaux concentriques de forme ovale.

Cette forme d'ovalisaiton des anneaux de spasmes à été observée par Bourdiol chez des patients présentant la maladie de Friedreich qui atteint les enfants de 7 à 14 ans et qui consiste en des troubles neurologiques, ayant pour conséquence, entre autres, des troubles de la marche et une atteine de la fonction du myocarde.

– Concentriques, alignés, ressemblant aux maillons d'une chaîne

Ils évoquent une disposition spasmodique des organes qui se projettent dans le secteur de l'organe concerné.

Situés, par exemple, à 12 h, dans les deux iris, ils indiquent une épilepsie ; à 3 h dans l'iris gauche, une insuffisance cardiaque ; à 4 h dans l'iris gauche, une faiblesse du pancréas, etc. À 6 h, il peuvent révéler une disposition génétique aux calculs rénaux.

Par exemple, selon la sphère concernée, peuvent se retrouver les pathologies suivantes :

– à 12 h les spasmes peuvent occasionner des migraines ou des céphalées vaso-motrices ;
– à 3 h des spasmes au niveau cardio-pulmonaire risquent d'entraîner des bronchospasmes ;
– entre 5 h et 5 h 30 et 7 h 15 et 7 h 30 peuvent se manifester des spasmes nerveux gynécologiques.

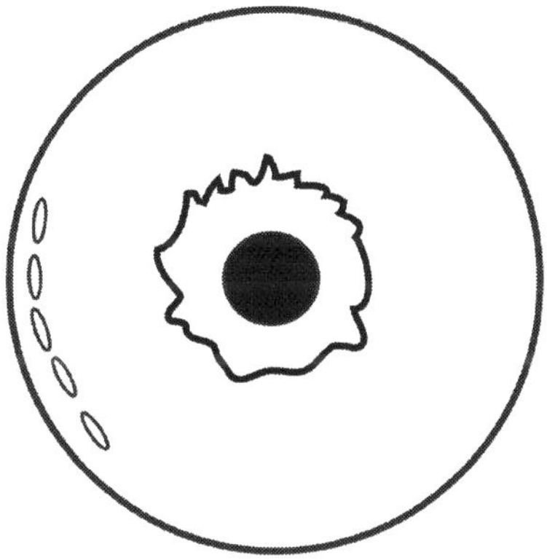

Anneaux ressemblant aux maillons d'une chaîne.

– En forme d'arcs de cercle discontinus

Ils indiquent une disposition à divers états spasmodiques, selon le ou les secteurs dans lesquels ces arcs de cercle sont présents :

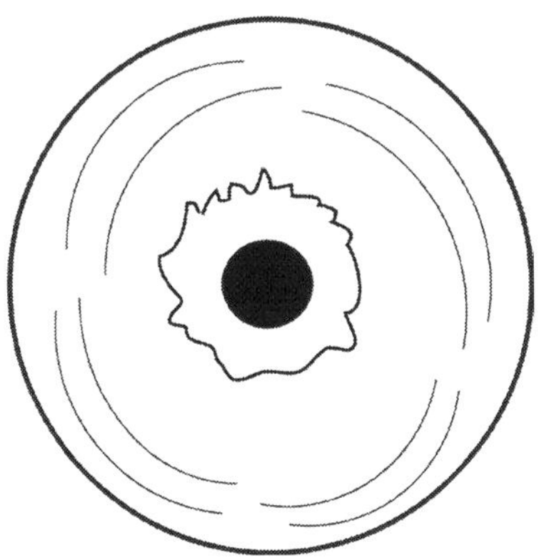

Anneaux circulaires discontinus.

› Les radii solari ou traits radiaires

Les radii solari ont la forme de traits, de différentes longueurs, qui partent de la pupille en s'amincissant en direction du bord externe de la collerette vers la périphérie de l'iris qu'ils ne parviennent pas à atteindre. René Bourdiol les appelait « fentes radiaires asthéniques », le docteur Schmidt ainsi que la plupart des auteurs allemands les nommaient « radii solari ». On dit aussi « image en rayons de soleil ou en rayons de roues ».

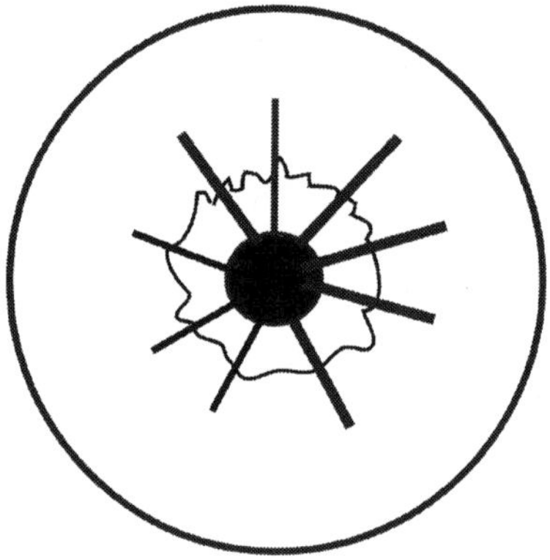

Radii solari en rayons de roues.

Les radii solari ont l'aspect de filets droits plus ou moins longs, noirs dans les iris foncés et bleu-foncé dans les iris bleus. L'aspect et la longueur des radii solari sont à prendre en compte pour évaluer la capacité du sujet à se défendre contre la maladie dépressive.

En effet, plus la fente radiaire est étendue, profonde et large et plus le risque de dépression sera élevé. De plus, plus le fond de la fente est foncé et plus la chronicité est prononcée.

– Image en rayons pupillaires à 12 heures

Lorsque les radii solari sont concentrés dans la sphère cérébrale à 12 h, ils signifieraient, selon certains auteurs, une personnalité en conflit avec elle-même et inquiète ; certains évoquent même la possibilité de graves troubles mentaux.

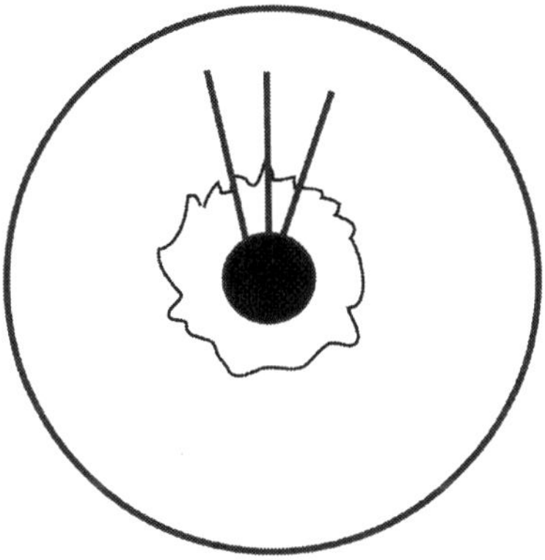

Radii solari à 12 heures.

– Traits radiaires situés à la périphérie de l'iris

On les rencontre toujours à la périphérie de l'iris sans jamais atteindre la collerette. Ils évoquent des troubles nerveux dans le secteur de l'iris qu'ils occupent.

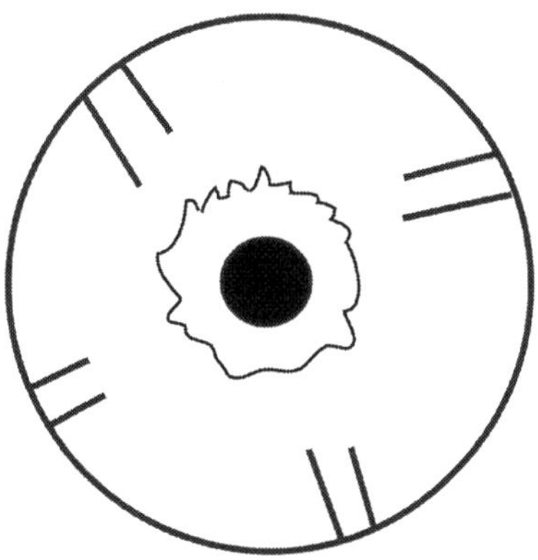

Radii solari périphériques.

– Sillons radiaires en escaliers

On observe des radii solari de petites tailles, disposés en escalier. Cela signifie pour Bourdiol un état sclérotique dans le secteur concerné. L'hypothèse selon laquelle il pourrait s'agir d'un signe disposant à la sclérose en plaque n'est pas à exclure,

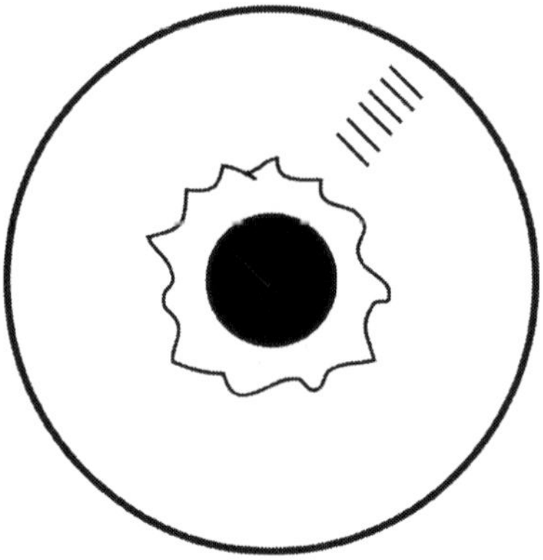

Sillons radiaires en escalier.

– Sillons pupillaires

Ils ont l'aspect de très petits traits partant de la pupille et ne dépassant jamais la collerette. Pour Bourdiol, il s'agit d'une atteinte du système parasympathique qui va retentir sur tous les organes concernés. Ces sillons peuvent être présents dans le cadre du terrain vagotonique, mais pas toujours.

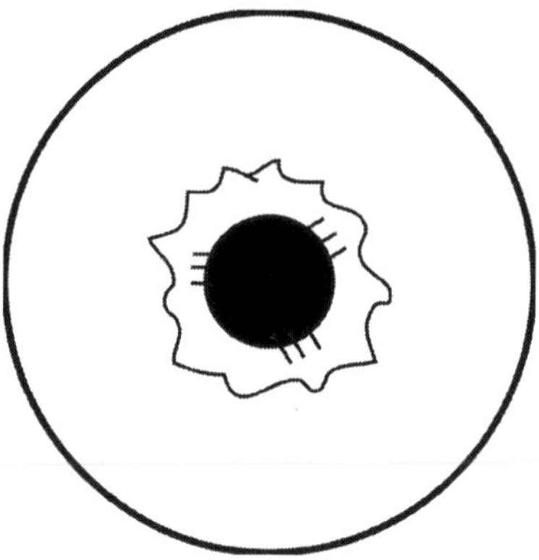

Sillons pupillaires.

› Les taches métaboliques et toxiniques

Les taches toxiniques commencent à se manifester dans l'iris lorsque débute la « phase toxinique », vers l'âge de 25 ans. Elles reflètent toujours une mauvaise élimination des résidus toxiniques et métaboliques de l'organisme qui sont une surcharge entravant réellement le bon fonctionnement du système de défense de l'organisme. Il existe principalement cinq types de taches :

1 - noires ;
2 - foncées (marron foncé) ;
3 - moins foncées (jaune orangé) ;
4 - rouges ;
5 - blanches et grisâtres.

Notons que chez les enfants avant 15 ans, on n'observe généralement pas de tache toxinique. Néanmoins, il arrive parfois, et cela plus fréquemment que dans le passé, de retrouver des taches de grosseurs et de natures diverses. On peut mettre en cause le mode de vie hygièno-diététique de l'enfant, qui est de plus en plus néfaste, notamment l'absorption d'acides gras saturés contenus dans de nombreux aliments dont la consommation est quotidienne, et parfois, déjà, la mauvaise hygiène alimentaire de la mère pendant sa grossesse, ces désordres se traduisant par des taches marron foncé dans l'iris.

- Les taches noires

Lorsques les taches sont noires et de formes géométriques variables, (sphériques, triangulaires, rectangulaires, carées, ovales...) elles évoquent un processus tumoral, plus ou moins sérieux en fonction de la qualité de la trame irienne : en effet, il est évident que si l'on observe une tache noire sur une trame déchiquetée, soit de type 4, cela sera beaucoup plus grave que sur une trame de type 2, laquelle représente un bon système de défense.

- Les taches marron

Ces taches on une apparence lisse, unie, qui suivant leur concentration peut aller du brun foncé au brun noir ; elles indiquent toujours une surcharge lipidique d'origine exogène.

Ces taches marron sont, bien entendu, une fois installées, indélébiles. Il ne faut pas confondre les taches ayant une origine lipidique avec celles ayant une origine oxalique (jaune-orangé).

– Les taches jaune-orangé

Les taches jaune orangé évoquent la présence d'acide oxalique, qui est fabriqué en excès dans le tube digestif par la fermentation microbienne des sucres, et mal éliminé par l'organisme. Les taches jaune orangé se présentent dans l'iris, sous forme de taches ou en nappes.

Lorsqu'elles sont en nappes, les taches jaune orangé se localisent, la plupart du temps, dans le secteur de la collerette (zone gastro-intestinale). L'acide oxalique est un diacide carboxylique dont la plus grande partie est d'origine endogène, 15 % environ de l'oxalate urinaire provenant de l'alimentation (rhubarbe, oseille, épinards, chocolat, thé, etc.). Une faible proportion de l'acide oxalique intestinal voisine de 5 % est absorbée, principalement par diffusion passive, au niveau colique. L'ion oxalate n'est absorbable que sous forme libre. L'absorption est étroitement liée à celle du calcium : elle est réduite lors d'un régime riche en calcium et inversement.

– Les taches toxiniques rouges

Les taches toxiniques rouges se présentent soit en taches, soit en nappes. Elles indiquent un état d'auto-intoxication ou une défaillance dans l'élimination des toxines de natures diverses. Elles correspondent à l'état sporique des homéopathes. Plus les taches toxiniques de couleur rouge prennent le l'importance, notamment lorsqu'elles sont disposées en nappes, et plus l'auto-intoxication est élevée. Certains iridologues parlent même, dans certains cas, « d'état précancéreux ».

Par ailleurs, les taches toxiniques rouges présentes sur une trame déchiquetée de type 4 prennent un caractère inquiétant, surtout si elles sont disposées en nappes. Comme toutes les autres taches présentes dans l'iris, les taches rouges toxiniques sont indélébiles. En présence de taches rouges toxiniques dans l'iris, il est souhaitable de pratiquer régulièrement un drainage multi-émonctoriel de l'organisme.

– Les taches résiduelles

Les taches résiduelles sont appelées ainsi car elles évoquent la fin d'un processus pathologique. Elles sont très petites et incrustées dans la trame irienne. Les taches résiduelles ont un aspect plus ou moins arrondi et un bord plus ou moins net.

Leur signification est très variée, mais atteste souvent un processus pathologique ancien. Par exemple :

– les taches résiduelles rouges indiquent notamment un processus hémorragique ancien consécutif à un traumatisme, une intervention chirurgicale, etc. ;
– les taches résiduelles foncées montrent une réaction de défense de l'organisme ou une réaction du tissu conjonctif consécutive, le plus souvent, à une manifestation d'origine allergique.

› Les colorations médicamenteuses

La prise de certains médicaments peut modifier les couleurs de l'iris et/ou l'apparition de taches de teintes spécifiques. En fait, c'est le pasteur suédois Nils Liljequist qui, le premier, publia une liste des modifications médicamenteuses, relayé ensuite par le docteur Bourdiol qui compléta cette liste et la publia dans son ouvrage *Traité d'irido-diagnostic* aux Éditions Maisonneuve. Nous reproduisons cette liste non exhaustive :

– **acide salicylique** : teinte gris sale, spécialement marquée au rebord cornéen, et pouvant imposer l'idée d'un gérontoxon ;

– **antipyrine** : pigment jaune pâle sur la collerette et au départ des fibres entourant les cryptes les plus centrales ;

– **arsenic** : flocons blancs-grisâtre, en nuages ou en flocons de neige, toujours parfaitement séparés les uns des autres, commençant au centre et s'étendant concentriquement à la périphérie ;

– **bicarbonate de soude** : cercle gris-blanchâtre temporal ;

– **bismuth** : cercle gris acier dans la partie centrale de la zone pupillaire ;

– **bromure** : croissant bleuâtre à 12 heures ;

– **créosote** : fin brouillard blanc sur tout l'iris ;

– **ergot de seigle** : tache brun-rouge parsemant la zone ciliaire et cercle rouge péripupillaire ;

– **fer** : cercle brun péripupillaire ;

– **goudron** : voile gris foncé à 12 heures ;

– **iode** : tache rougeâtre à bords flous et à centre présentant des filaments blanchâtres ;

– **mercure** : cercle gris-bleu métallique, à 12 heures dans le champ temporal ;

– **opium** : nuage gris blanchâtre péripupillaire ;

– **plomb** : anneau gris péripupillaire ;

– **quinine** : teinte jaune péripupillaire (et, sclérotique jaune) ;

– **soufre** : tache jaune verdâtre ;

– **strychnine** : lignes blanches ou blanc jaunâtre péripupillaires.

Interprétation des déformations de la pupille

› La pupille

La pupille est un disque de couleur brun noir, situé au centre de l'iris. La pupille a normalement une taille de 3 à 6 mm. Son rôle est essentiel dans la physiologie de la vision. Elle est sans cesse le fait de dilatation et de contraction entraînant une alternance de son diamètre, protégeant ainsi les cellules nerveuses de la rétine et favorisant la sécrétion du liquide lacrymal (les larmes) dont l'action est, d'une part, de l'ubrifier la surface de l'oeil et, d'autre part, d'amener des éléments nutritifs à la cornée et la conjonctive.

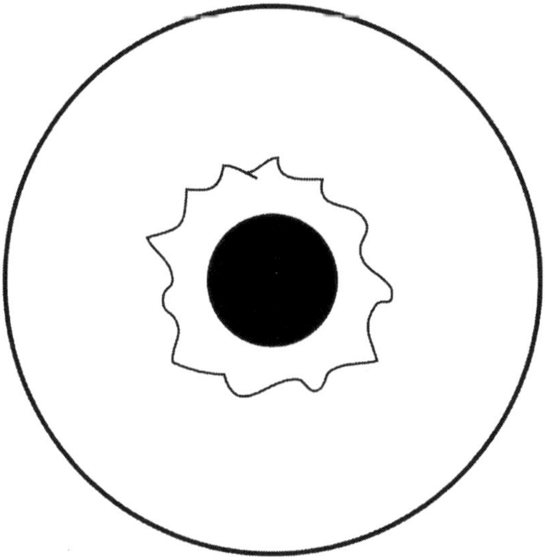

Pupille normale au centre de l'iris.

Parmi les mouvements de constriction, le réflexe photomoteur est le plus connu ; il est lié à la projection de la lumière sur la pupille. Il apparaît très tôt chez le fœtus, dès le sixième mois. C'est un réflexe lent qui diminue d'amplitude avec l'âge ; il est d'autant plus intense que la région centrale de la rétine est excitée.

Le diamètre de la pupille est ajusté automatiquement aux diverses intensités lumineuses grâce à des signaux nerveux envoyés aux muscles de l'iris. Dans l'obscurité, la pupille peut avoir le diamètre d'un crayon, tandis qu'en plein soleil, elle peut être réduite à la taille d'une épingle. Pourtant l'ouverture n'est jamais complètement close.

Lorsque la lumière, trop intense, devient pénible, les paupières se ferment automatiquement. La mobilité de la pupille est produite par les fibres neurovégétatives contenues dans le tissu irien.

› La mydriase

On parle de mydriase ou dilatation anormale lorsque la pupille est supérieure à 6 mm de diamètre.

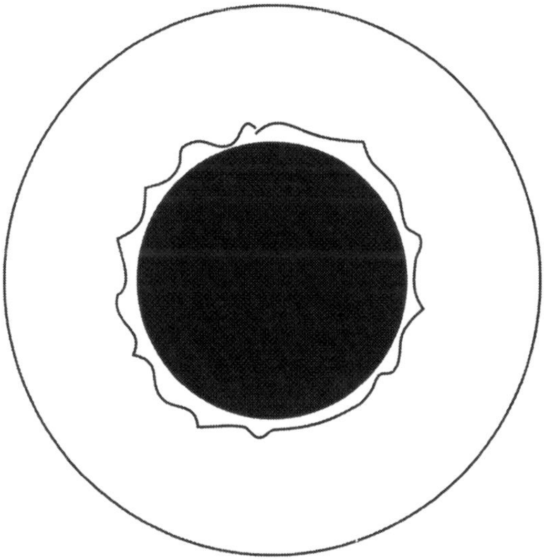

Mydriase.

• La mydriase peut être induite par différentes causes

– Physiopathologiques : les algies de toutes natures, les émotions, le désir sexuel, dans les pathologies ophtalmologiques, les glaucomes, les traumatismes.

– Mydriases toxiques : amanites panthère et tue-mouche, antidépresseurs tricycliques, atropine, alcool méthylique, belladone, butyrophénones, carbamazépine, cocaïne, crack, ecstasy, LSD, phénothiazines, psylocibine.

– Mydriase « métabolique » : l'hypoglycémie sévère provoque une mydriase.

– la pupille d'Adie : maladie qui touche principalement les femmes de 20 à 50 ans. La dilatation pupillaire est permanente et modérée ;

– en cas de mydriase bilatérale (deux yeux), elle se rencontre dans : le botulisme, la diphtérie, les comas profonds, l'hyperthyroïdie, certaines intoxications au bisulfite de carbone et dinitrophénol ;

– en cas de mydriase unilatérale (un oeil) , elle se rencontre : dans les traumatismes crâniens, elle permet de dépister la présence d'un œdème cérébral ou d'un hématome, dans les syndromes d'hypertension intra-crânienne, permettant d'indiquer la présence d'une tumeur bénigne ou maligne.

– en cas de paralysie du nerf optique, la pupille ne réagit pas à la lumière, mais le réflexe consensuel est conservé. Sa position unilatérale et homolatérale se rencontre lors d'hématome intracranien avec trouble de conscience signant l'engagement temporal responsable d'une souffrance du nerf crânien III ;

– dans l'alcoolisme, les névrites optiques, la sclérose en plaque ;

– substances pharmacologiques induisant une mydriase :

- Cepromazine
- Acéprométazine
- Amyléine chlorhydrate
- Atropine Méthonitrate
- Baclofène
- Bétaméthasone
- Clonidine chlorydrate
- Chlorpromazine chlorydrate
- Atropine aminoxyde chlorydrate
- Biétamiverine dichlorydrate
- Antazoline
- Adiphénine
- Atropine
- Atropine sulfate
- Benzocaïne
- Butacaïne
- Cinchocaïne chlorydrate
- Amphétamine sulfate

› Le myosis

Le myosis ou contraction de la pupille constante (< à 4 mm de diamètre) en dehors de toute pathologie évidente, évoque une parasympathicotonie fonctionnelle.

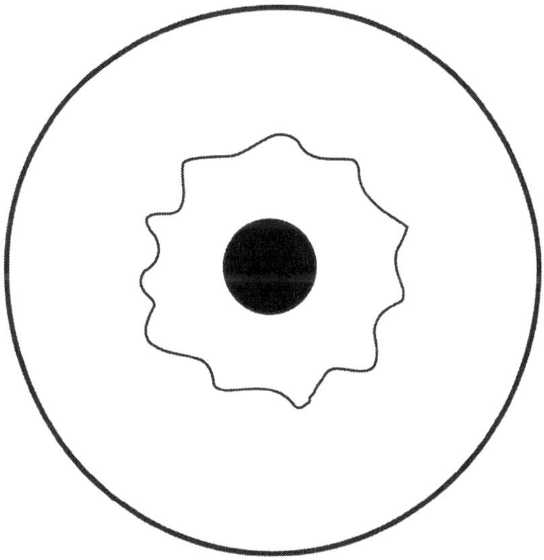

Myosis.

Le myosis est provoqué par la lumière, le parasympathique (qui innerve le muscle sphinctérien par l'intermédiaire du nerf oculo-moteur III).

Le myosis peut provenir d'autres causes :

- physiologique : chez les sujets anxieux ;
- oculaire : corps étrangers superficiels ;
- pathologique : accidents vasculaires cérébraux, tabès, méningites aiguës, troubles psychiatriques.

– souffrance diencéphalique. Le myosis réactif représente souvent un signe précoce de souffrance diencéphalique : hypertension intracrânienne, traduisant l'augmentation de la pression à l'intérieur de la boite crânienne ;
– syndrome de Claude Bernard Horner (SBH) : le myosis est unilatéral. Ce syndrome résulte d'une interruption sur la voie sympathique : ptosis, myosis, oeil sec ;
– Souffrance protubérantielle : le myosis bilatéral ponctiforme se note dans les lésions protubérantielles ;
– Myosis toxiques : analgésiques centraux (morphiniques), clitocybes (champignons), organophosphorés, anticholinestérasiques (prostigmine).

› Interprétation des ovalisations de la pupille

Ovalisation horizontale bilatérale

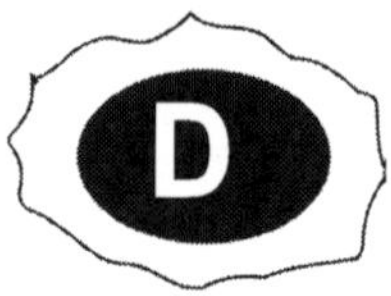

Existence d'un état dépressif concomitant à une irrigation cérébrale de qualité moyenne.

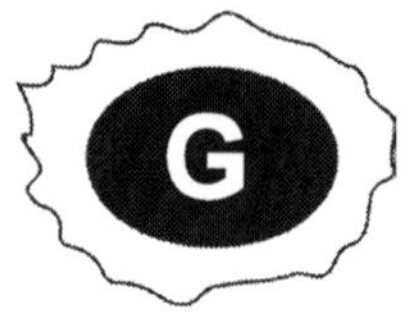

Ovalisation verticale bilatérale

Troubles circulatoires cérébraux majeurs pouvant évoluer vers l'accident vasculaire cérébral.

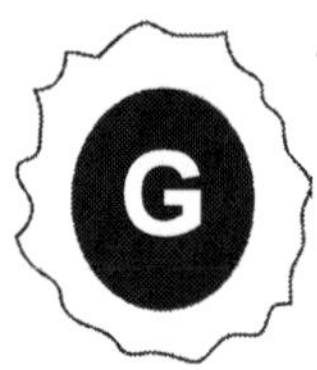

Ovalisation parallèle oblique

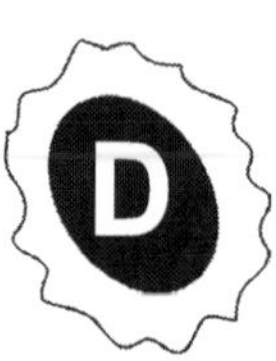

Risque hémiplégique se manifestant du côté du sommet des deux pupilles, l'hémiplégie pouvant évoluer du côté inverse.

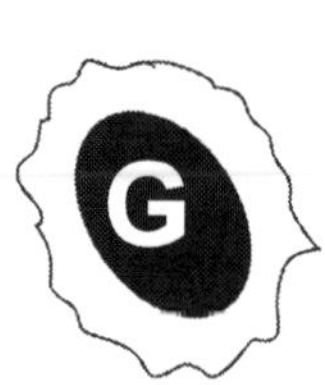

Ovalisation divergente

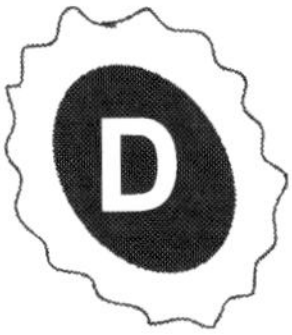

Indique une fragilité artérielle
avec une disposition à
l'hémorragie cérébrale.

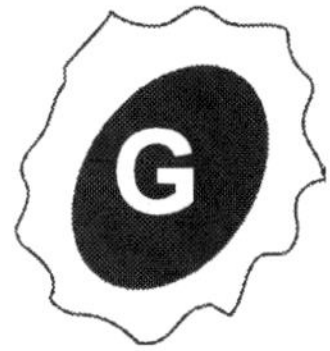

Ovalisation convergente

Peut traduire une paraplégie
par atteinte médullaire
(paralysie des membres).

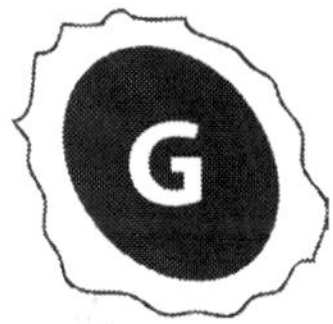

› Les aplatissements de la pupille

André Roux mentionne que c'est au praticien allemand Rudolf Schnabel que nous devons cette étude expérimentale précise. Aucun ouvrage d'ophtalmologie n'en fait état.

Aplatissement bilatéral à 12 h peu prononcé

Iris droit : disposition à la
dépression
Iris gauche : ressassement
psychique.

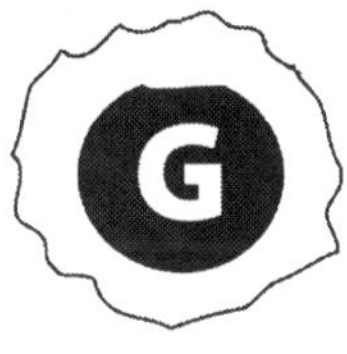

Aplatissement pupillaire à 12 h plus prononcé

Disposition à l'état
mélancolique, à l'anxiété,
aux angoisses. Se retrouve
parfois dans le terrain
dépressif.

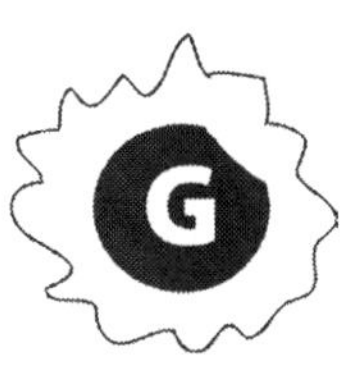

Aplatissement bilatéral à 11 h iris droit, à 1 h iris gauche

Disposition aux troubles de l'oreille interne avec, parfois, déséquilibre, acouphénie, et possibilité du syndrome de Ménière.

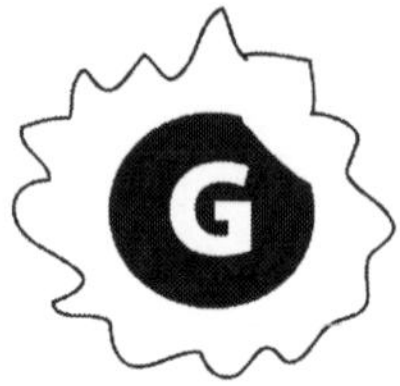

Aplatissement à 11 h iris droit , à 1 h iris gauche plus prononcé

Iris droit : atteinte labyrinthique
Iris gauche : disposition aux vertiges d'origine névropathique.

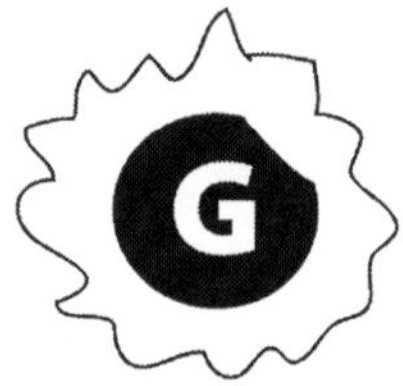

Aplatissement à 9 h iris droit, à 3 h iris gauche

Iris droit : disposition à une fragilité broncho-pulmonaire.
Iris gauche : disposition aux cardio-myopathies.

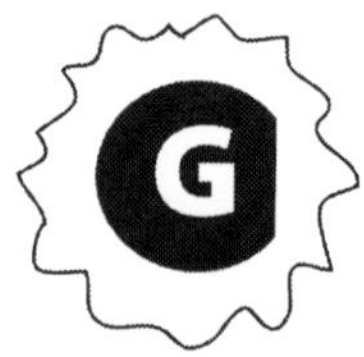

Aplatissement à 6 h

Disposition aux néphropathies d'origines diverses et différentes pathologies concernant les membres inférieurs et le bassin.

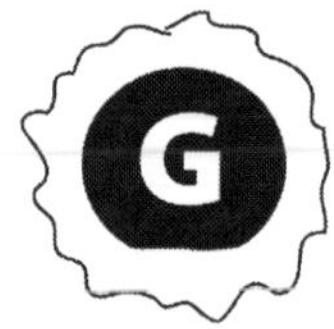

Aplatissement de 7 h 45 à 8 h 30 iris droit, de 3 h 30 à 4 h 30 iris gauche

Iris droit : troubles hépatiques et/ou biliaires.
Iris gauche : Troubles pancréatiques ou/et spléniques.

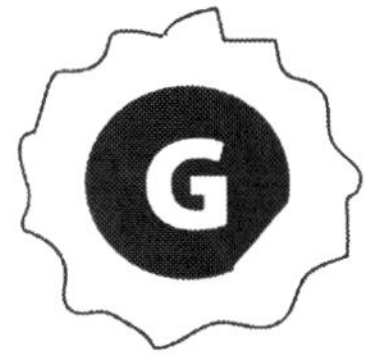

Aplatissement de 4 à 5 h iris droit, de 7 à 8 h iris gauche

Iris droit : troubles génitaux d'origines diverses.
Iris gauche : troubles sexuels d'origne névrotique.

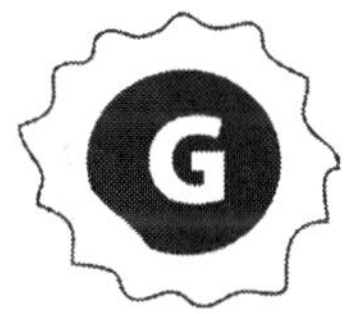

Aplatissement à 3 h iris droit, à 9 h iris gauche

Iris droit : disposition aux pathologies œsophagiennes.
Iris gauche : disposition à une fragilité broncho-pulmonaire.

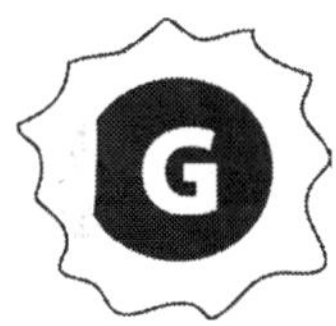

Aplatissement à 1 h iris droit, à 11 h iris gauche

Difficulté de concentration, troubles psychiques
Disposition aux maladies ophtalmologiques d'origine génétique.

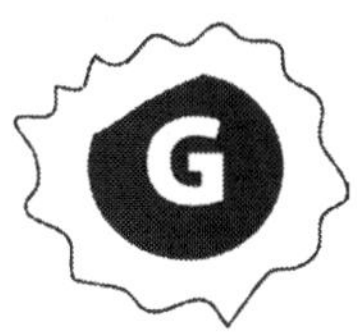

› Interprétation des décentrements de la pupille

Décentrement vers 12 h

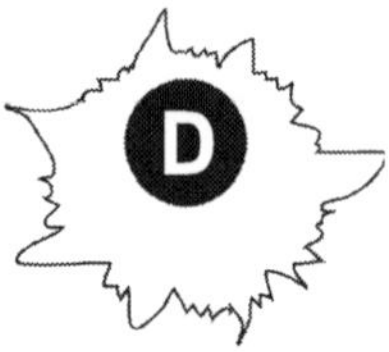

Iris droit : hypotrophie cérébrale organique (Bourdiol)

Iris gauche : oligophrénie (Bourdiol)

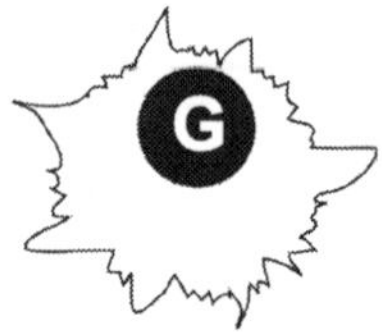

Décentrement vers 6 h

Iris droit : tumeur cérébrale
Iris gauche : encéphalite
(Bourdiol et Roux)

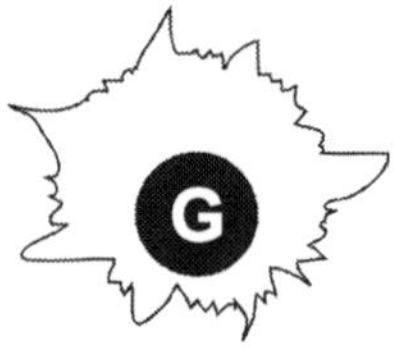

Décentrement pupille droite vers 3 h, pupille gauche vers 9 h

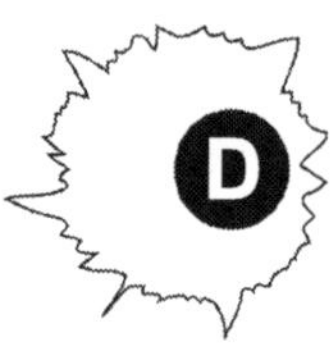

Iris droit : déficience pulmonaire
Iris gauche : déficience cardio-vasculaire

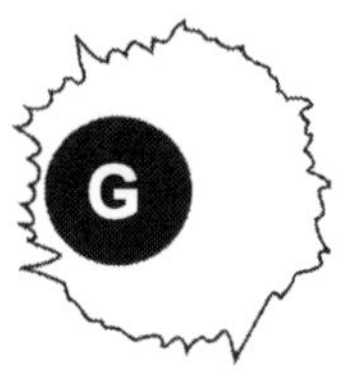

Décentrement pupille droite vers 2 h, pupille gauche vers 10 h

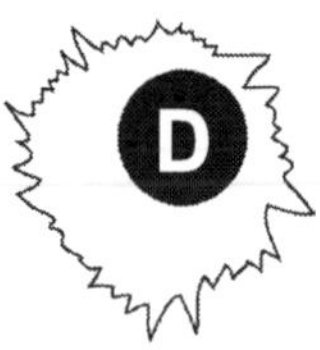

Troubles digestifs d'origines diverses

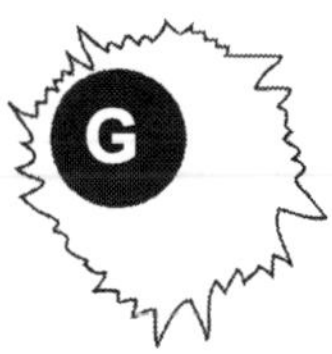

Dépistage du pH et constitutions iridologiques

› Notion de pH (potentiel hydrogène)

› Les constitutions iriennes

› Notion de pH (potentiel hydrogène)

Le potentiel d'hydrogène pH est l'indice qui permet de mesurer l'acidité ou la basicité d'une solution. L'organisme s'efforce continuellement d'équilibrer le pH des fluides de l'organisme. Malheureusement, il n'arrive parfois plus à remplir ce rôle. L'équilibre acido-basique est alors perturbé : l'organisme devient trop acide ou trop alcalin.

Le maintien du pH sanguin dans les limites étroites (7,37 à 7,42) est un impératif physiologique vital : de nombreuses réactions métaboliques requièrent le pH optimal. Par ailleurs, les « dérives », vers l'une des quelconques directions autour de ce point central (alcalinité, acidité, état réduit, état oxydé, trop faible ou trop forte résistivité), signent l'apparition de troubles plus ou moins graves et la prédisposition à différentes pathologies.

Pour réguler les variations du pH, l'organisme dispose de trois moyens de défense.

1°) Les systèmes tampons

Un tampon est un système qui empêche ou limite les variations de pH qui résultent d'une augmentation de la concentration d'ions H^+ dans une solution ou dans un milieu liquide. Toutes les protéines de l'organisme (enzymes, hémoglobine, cytochromes) sont sous l'influence de la concentration en ions H^+. De ce fait, toutes les réactions chimiques contrôlées par ces protéines sont elles mêmes influencées par le pH local.

2°) Les poumons

Ils assurent l'élimination du CO2 (gaz carbonique, donc la totalité des acides volatils produits par le métabolisme).

3°) Le rein

Il est chargé de restaurer la masse de tampons plasmatiques qui ont été utilisés et d'éliminer les ions$^+$ fixes produits par l'organisme.

D’une manière générale :

les ions H+ et les ions H- définissent l’acidité d’une solution ;

un composé est dit acide lorsqu’il libère par dissociation
des ions+ en quantité plus importante que les ions- ;

inversement, un composé est dit alcalin lorsqu’il libère
plus d’ions H- que d’ions H+.

Le pH diminue lorsque l’acidité augmente.

Le pH augmente lorsque l’acidité diminue.

Il y a neutralité du pH :

lorsque les ions+ sont égaux aux ions-.

Sur un plan purement physiologique :
l’acidité a tendance à déminéraliser.

Inversement,

l’alcalinité a tendance à surcharger l’organisme en minéraux
par hypo-oxydation.

Dépistage iridologique du pH.

Plus la couleur de l’iris est claire, plus la tendance organique acido-basique est acide. Plus, au contraire, cette couleur est foncée, plus elle indique une tendance organique acido-basique alcaline.

Les tendances neutres ou mixtes se rencontrent dans les iris de teinte mixte, avec, parfois, une prédominance acide ou alcaline. La tendance acido-basique est toujours en rapport avec les deux grandes constitutions iriennes fondamentales, que nous allons décrire maintenant.

› Les constitutions iriennes

D'une manière générale, la constitution est l'ensemble morpho-physiologique d'un sujet, dépendant des facteurs héréditaires irréversibles. Il ne s'agit que d'un élément d'orientation. L'iridologie distingue deux constitutions de base sans limites nettes entre elles, car des constitutions mixtes établissent des transitions. Bien que les deux constitutions de base soient définies par la couleur de l'iris (bleu ou brun), ce n'est pas cette couleur qui est déterminante, mais la structure du stroma. Elle est différente dans les iris « bleus et bruns ».

Les couleurs mixtes, grises, gris-bleu ,verte appartiennent constitutionnellement au groupe des iris « bleus » parce qu'elles accompagnent une structure d'iris bleu dit « lymphatique ». Ces constitutions mixtes ont un comportement physiologique plus proche de celui des porteurs d'iris bleu que des porteurs d'iris brun.

Dans l'iris brun de la « constitution hématogène », on trouve des nuances plus ou moins saturées ou pâles, mais une structure tissulaire toujours identique. L'iris brun donne donc des indications plus uniformes sur la constitution de base, que l'iris bleu avec ses différentes nuances.

1°) Constitution lymphatique (tendance acide)

La spécificité de la constitution lymphatique se distingue par un iris de teinte bleu clair, puis un relâchement des fibres iriennes qui partent en ondulant de la collerette à la périphérie de l'iris. Le jeu pupillaire est souvent très vif ; le diamètre de la pupille change fréquemment même sous un éclairage constant.

Par ailleurs, chez le lymphatique pur, le système lymphatique est perturbé par de multiples affections des différentes muqueuses : respiratoire, gastro-intestinale, de la vessie, de la sphère génitale.

On observe aussi, chez le lymphatique, un nombre plus élevé de lymphocytes que chez l'hématogène. D'une manière générale, les porteurs de ces iris sont des individus blonds à peau claire avec une tendance à la faiblesse du tissu de soutien ; ils sont dits « individus à tissu conjonctif déficient ».

La tendance naturelle de l'organisme est de faire pencher la balance vers l'acidité, elle est majorée chez les lymphatiques, qui déjà possèdent un p.H. à tendance acide et c'est ainsi que débute volontiers chez les lymphatiques le redoutable processus de l'acidification, qui peut aboutir à terme à l'acidose tissulaire chronique. Un certain nombre de symptômes apparaissent et s'installent progressivement dans l'organisme encrassé par les acides. Les principaux sont :

- la fatigue (notamment matinale et post-prandiale) ;
- le dérèglement de l'appétit avec crises boulimiques ;
- l'hyperacidité gastrique, la constipation, les migraines ;
- la transpiration excessive, la prédisposition aux refroidissements :
- les cervicalgies, la sinusite et la bronchite chroniques et la leucorrhée ;
- l'eczéma, l'asthme, le rhume des foins, le coryza spasmodique.

De surcroît, l'acidose chronique accélère le processus du vieillissement et constitue le terrain propice à l'apparition de nombreuses maladies : entre autres, les affections rénales et vésiculaires, les rhumatismes inflammatoires, le diabète, etc.

- Réaction de l'organisme face à l'acidose :

Avoir une acidose signifie donc que l'organisme ne peut plus compter sur les ions bicarbonates, soit parce qu'il en a perdu une quantité importante ou alors la concentration d'acide est telle qu'il n'a pas assez de bicarbonate pour neutraliser l'acidité. L'organisme, dans certaines limites, peut amortir l'acidité, en recourant à des «systèmes tampons». Il va utiliser d'autres composés alcalins. Ceux-ci peuvent être le potassium, le magnésium, le calcium...

Le corps utilise d'abord les alcalis facilement disponibles. C'est-à-dire ceux fournis par l'alimentation. S'il n'en trouve pas assez il va alors mobiliser le calcium des os et des dents, et le potassium des muscles, d'où à terme, risque grave de déminéralisation.

2°) La sous-constitution hydrogénoïde

Une autre spécificité est révélée dans l'iris « lymphatique » par des taches blanches disposées circulairement à la périphérie de l'iris et ressemblant à des flocons de coton qui sont en fait des taches d'acide urique résiduelles. Il s'agit là d'une sous-constitution « hydrogénoïde », (sous groupe de la constitution « lymphatique »). Cet aspect diffère nettement du relâchement des fibres iriennes de la constitution « lymphatique » (du fait que dans la constitution hydrogénoïde, les fibres radiaires paraissent plus compactes (« touffues ») et plus blanches.

Les sujets à constitution hydrogénoïde possèdent une sensibilité toute particulière à l'humidité. On dit qu'ils sont « barosensibles », c'est-à-dire fortement affectés par le froid, l'humidité et les variations de la pression atmosphérique. Ils souffrent fréquemment :

- d'arthrite, de rhumatisme ;
- d'accumulation excessive d'acide urique déclenchant la crise de goutte ;
- de déminéralisation (perte minérale globale) ;
- d'œdème (rétention des fluides organiques de toutes natures) ;
- d'allergie de différentes natures.

3°) Constitution hématogène pigmentaire (tendance alcaline)

Le terme « hématogène » vient de deux racines grecques : *haima* (sang) et *gigomai* (être engendré). Selon le dictionnaire Larousse, hématogène signifie : « Qui provient du sang ou qui le produit » et « Qui est relatif à la circulation du sang ». En iridologie, lorsque que l'on effectue le dépistage d'une constitution hématogène, il faut tout de suite penser à la possibilité d'affections du sang et/ou cardio-vasculaires.

L'iris d'une constitution hématogène est caractérisé par une couleur de base marron foncé, pauvre en signes. Les cellules sont riches en pigments ; elles déterminent la couleur brune diffuse de l'iris qui prend l'aspect d'un tapis de velours. Les cryptes profondes et les fibres radiaires, si nombreuses dans les iris bleus, sont ici beaucoup plus rares.

L'appréciation iridologique montrant l'image cactéristique d'un terrain est beaucoup plus difficile dans l'iris foncé que dans l'iris de la constitution lymphatique ou sous-constitution hydrogénoïde, iris bleu, parce qu'on laisse échapper facilement des modifications pigmentaires peu marquées. Les processus chroniques se signalent en partie par un noircissement local du pigment, mais aussi par des modifications de la substance irienne.

Parfois, on constate des zones claires, dépigmentées, montrant une déminéralisation plus ou moins prononcée. Dans les iris hématogènes, on observe très souvent des anneaux de spasme, ou anneaux de contraction (anneaux circulaires ou demi-circulaires), indiquant un état de tension psychique avec une tendance à l'hyperexcitabilité neuromusculaire, un état d'anxiété croissant. On retrouve souvent chez les hématogènes une hypocalcémie prédominante, concomitante à une insuffisance thyroïdienne.

D'autres tendances pathologiques ou symptomatiques peuvent se manifester chez l'hématogène :

– alcalose et oxydation sanguine et des tissus ;
– dépression, tétanie, crampes, spasmophilie ;
– troubles circulatoires, tachycardie, paresthésies des membres inférieurs ;
– migraines, arthrose, ralentissement circulatoire et stase sanguine ;
– adiposités et pléthore, c'est-à-dire tendance à la surcharge pondérale ;
– digestion lente, ballonnements, constipation spasmodique ;
– oxydation du sang et des tissus.

Les bases fondamentales de l'iridologie de terrain

› Le terrain biologique de l'homme

› À propos des maladies génétiques

› Les différentes formes du terrain individuel

› Les trois grandes phases évolutives iriennes

› Le terrain biologique normal de l'homme

Le terrain biologique normal de l'homme est la réalisation d'une structure supérieure venant de l'organisaton de la matière vivante, d'origine génétique, moléculaire et péristasique (ensemble des facteurs non génétiques susceptibles de modifier l'aspect d'un individu).

C'est un espace fermé, délimité par une membrane. Signal et mémoire biologique, avec la forme, font un triplet constituant l'organisation de cet espace biologique.

Cette architecture progressive de la matière vivante à partir des molécules du milieu est sous l'administration d'un code génétique, l'acide désoxyribonucléique (ADN). Ce dernier organise les structures successives, assure le développement, le fonctionnement et la continuité en fonction des multiples agressions du milieu, par le truchement d'un système complexe d'autorégulation qu'il induit simultanément.

Mais le terrain biologique normal de l'homme se trouve également sous la dépendance d'autres facteurs, tels que l'âge, le sexe, l'état normal, voire les maladies métaboliques qui ne paraissent pas avoir de base moléculaire définie.

L'état d'équilibre du milieu intérieur peut se caractériser par la mesure de l'équilibre moléculaire et représente de la sorte un référant d'ordre physico-chimique du terrain biologique normal. Cela permet de distinguer ce qu'est un terrain biologique normal ou un terrain biologique pathologique.

L'être humain s'exprime dès lors par son génotype et son phénotype. Le terrain biologique normal d'un être humain est l'ensemble des caractéristiques organiques, tissulaires, cellulaires, moléculaires électroniques s'exprimant par les processus physiologiques, métaboliques et neuropsychiques. Cet ensemble est le résultat d'un double processus :

- le code génétique, le déterminé ;
- et la péristase, l'indéterminé.

Le mot terrain vient du bas latin *terrinum* et du latin classique *terrenum*, forme neutre de l'adjectif terrenus, de terre. Le sens populaire dit que « connaître bien le terrain signifie connaître l'humeur, les intérêts des personnes avec qui, l'on a à traiter » (dictionnaire Quillet, 1979). Claude Bernard, le célèbre physiologiste lyonnais, déclarait dans les années 1850 « le microbe n'est rien, le terrain est tout » ; plus tard, Louis Pasteur, montre, dans une expérience sur le choléra de la poule, que l'affection microbienne est en rapport direct avec le terrain.

Plus tard encore, Léon Vannier, éminent homéopathe rouennais, définit, dans son ouvrage *La doctrine de l'homéopathie française*, l'humain en fonction de son type et de son tempérament ; il évoque la notion de constitution d'un sujet par l'observation de sa typologie et aborde, dans le même ouvrage, une approche de l'homme en fonction de ses réactions physiques et physiologiques, chimiques et psychiques. Plus récemment, les docteurs Julian et Haffen, dans un remarquable ouvrage publié en 1984 aux Éditions Lehning *Homéopathie et Terrain* (épuisé), évoquent pour la première fois les termes de « bio-terrain » et de « l'homobio- terrain ». Ils écrivent, à propos du terrain, les définitions suivantes :

1 - « Selon nous, le terrain peut être considéré comme un ensemble structural biologique ou/et pathologique. »
2 - « Le terrain est une modalité d'existence du vivant, il est mouvant et non figé, il est dialectique et non statique. »

Citons encore les docteurs Julian et Haffen pour leur magnifique travail sur le terrain : « L'être humain est une créature terrestre. L'expression de notre vie est une manifestation spécifique sur notre planète. Elle est reliée au système solaire sans lequel aucune manifestation biologique ne pourrait avoir lieu. La vie terrestre est un mode d'expression de la matière en tant qu'aboutissement d'un long processus chimique en mouvement et changement entre la terre, l'eau et l'air. »

Structure et fonction sont les aspects essentiels de l'unité dialectique de l'organisme. Mais son évolution et son existence s'activent dans son milieu et sont conditionnés par un certain nombre de facteurs.

On détermine ainsi le terrain biologique par deux grandes caractéristiques : son génotype et son phénotype.

- Le génotype est la constitution (ou composition) en gènes d'un individu.
- Le phénotype = le résultat de l'expression du génotype = ensemble des caractères permettant de reconnaître un individu.
- Un caractère (= un élément du phénotype) peut correspondre à un caractère morphologique normal (couleur des yeux) ; un caractère biochimique normal (groupes sanguins ABO, groupes tissulaires HLA) ; un caractère pathologique (=maladie).

En résumé, chaque individu possède, à la naissance, une prédisposition pathologique spécifique, issue de son hérédité, dont l'état latent, aigu ou chronique est étroitement lié à son mode de vie hygiéno-diététique, ainsi qu'à son environnement écologique.

› À propos des maladies génétiques

Voici quelques définitions.

- Les **maladies congénitales** sont présentes et peuvent être dépistées médicalement avant la naissance, parfois, lors de la naissance, mais aussi, quelques années plus tard. Elles sont, le plus souvent, le fait de facteurs environnementaux et/ou toxico intra-utérin ; parfois, elles sont de cause inconnue. Les maladies congénitales peuvent naître également de facteurs héréditaires ou acquis.
- Une **maladie génétique** est une maladie consécutive à l'altération d'un ou de plusieurs gènes transmis de gérération en génération. Lorsque les gènes sont détériorés ou même absents, la protéine est altérée et les cellules se comportent anormalement. Ces anomalies ou mutations génétiques peuvent être présentes à la naissance ou survenir au cours de la vie. Une maladie génétique héréditaire est causée par une mutation génétique transmise de génération en génération.
- Une **maladie familiale** est une maladie au sein des membres d'une même famille, sur plusieurs générations. Elles sont, par définition, des maladies génétiques, puisque celles-ci sont transmises aux descendants.

Par ailleurs, il existe trois groupes de maladies génétiques.

– Les anomalies monogéniques

Ce sont des maladies génétiques qui sont dues à la présence d'une ou plusieurs mutations au sein d'un seul gène, elles sont souvent invalidantes, voire fatales en l'absence de traitement ou de prévention. On estime aujourd'hui qu'il en existe près de 6 000 : environ un enfant sur 100 naît avec une maladie génétique inscrite dans son génome. La mucoviscidose, la myopathie de Duchenne, la maladie de Huntington sont les trois anomalies monogéniques les plus courantes.

– Les maladies chromosomiques

Les anomalies chromosomiques sont l'aboutissement de mutations qui modifient le nombre de chromosomes (anomalies numériques) ou modifient la structure du chromosome (anomalies de structure). Elles peuvent altérer la capacité d'une cellule à survivre et à fonctionner. Par exemple, la trisomie 21 est un surnombre de chromosomes + 1. Les anomalies chromosomiques numériques sont, dans la grande majorité des cas, la cause d'un accident génétique se déclarant au cours de la division des gamètes (ovules et spermatozoïdes) et le risque est très faible que cette anomalie se produise à nouveau lors d'une grossesse suivante.

– Les maladies multifactorielles

On appelle maladies multifactorielles les maladies qui n'ont pas une seule cause, mais plusieurs. Elles apparaissent quand plusieurs facteurs sont réunis, par exemple des prédispositions génétiques, l'exposition à des produits toxiques, certains modes de vie, etc. Citons le diabète de type 2, l'hypertension artérielle, l'asthme, la polyarthrite rhumatoïde, la maladie de Crohn, certains cancers, certaines maladies psychiatriques comme la schizophrénie et certaines dépressions nerveuses.

Ce sont certaines de ces maladies multifactorielles que l'on peut déceler lors d'un dépistage iridologique du terrain individuel.

› Les différentes formes du terrain individuel

Trois états évolutifs du terrain individuel peuvent se manifester au cours de la vie.

a) La forme latente

Dans cette forme, aucune manifestation symptomatique n'a lieu, aucun signe clinique ne se manifeste ; à ce stade on parle aussi de stade génotypique, donc de la mémoire génétique pure. Elle se rencontre chez des sujets jeunes ou chez les sujets ayant une excellente hygiène de vie.

b) La forme aiguë

C'est la phase d'alerte. Elle se rencontre lors des manifestations symptomatiques courantes en relation avec la nature du terrain individuel chez 80 % des sujets venant consulter. La forme aiguë a lieu chez des sujets ayant une hygiène de vie très moyenne.

c) La forme chronique

Elle s'installe progressivement de manière insidieuse au cours des années et cela, lorsqu'aucune mesure hygiéno-diététique et/ou biothérapeutique n'a été entreprise de manière à redresser le terrain. Généralement, la forme chronique est irréversible ou, tout au moins, laisse l'organe affaibli et doit, dans la plupart des cas, faire l'objet de soins médicaux particuliers.

Quelques exemples d'évolution du terrain

Terrain des arthropathies métaboliques : goutte (acide urique)

– Forme latente	: aucune manifestation
– Forme aiguë	: crise de goutte
– Forme chronique	: néphropathie goutteuse

Terrain du dysmétabolisme lipidique (cholestérol)

– Forme latente	: aucune manifestation
– Forme aiguë	: angine de poitrine
– Forme chronique	: infarctus du myocarde

Terrain des arthropathies dégénératives
– Forme latente : aucune manifestation
– Forme aiguë : douleurs articulaires
– Forme chronique : rhumatismes ankylosants et déformants.

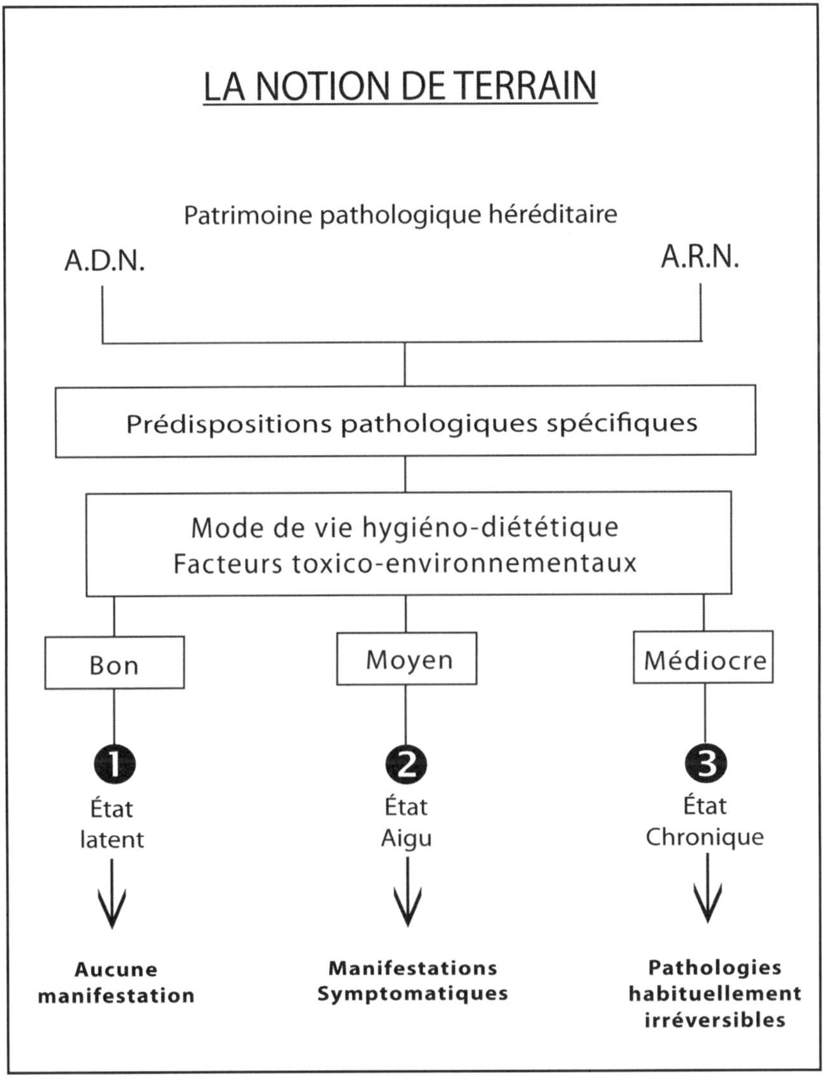

› Les trois grandes phases évolutives iriennes

Au cours de nos examens pratiqués sur des milliers de patients, nous avons observé qu'il se produisait dans l'iris, au cours de la vie d'un individu, trois grandes métamorphoses fondamentales. Nous avons de même observé que ces dernières étaient, en réalité, en relation très étroite avec les trois phases évolutives des modifications physiques et biologiques de l'organisme de la naissance à la fin de la vie :

Identification du terrain individuel

↓

Phase d'idendification = 0 - 25 ans

Encrassement humoro-cellulaire

↓

Phase toxinique = après 25 ans

Vieillissement de l'organisme

↓

Phase gérontoxale = à partir de 45 ans (normal)

- La phase d'identification

Elle débute à la naissance pour se terminer vers l'âge de 25 ans. Au cours de cette période, l'iris se structure peu à peu, permettant d'entrevoir dans un premier temps vers la 15e année des signes d'identification précoces sans toutefois que ceux ci autorisent une vision objective.

– La phase toxinique

Cette phase correspond à une diminution du pouvoir d'élimination des déchets métaboliques et toxiniques de l'organisme qui est étroitement lié au mode de vie hygiéno-diététique ainsi qu'à l'environnement écologique du sujet. Cette phase commence vers l'âge de 25 ans. À partir de ce moment, des taches d'origine exogène, d'aspects, de grosseurs et de couleurs différentes, peuvent apparaître dans l'iris. Toutefois, nous voyons maintenant apparaître, chez des jeunes sujets, des taches précoces témoignant d'une hygiène de vie non satisfaisante.

– La phase gérontoxale

Elle débute en même temps que commence le processus du vieillissement physique et biologique de l'organisme. Il se forme un anneau blanchâtre, encore appelé « arc cornéen », correspondant à une infiltration de la cornée dans le voisinage de la lymphe par des graisses en excès dans le sang. Cette portion de cercle commence soit dans le bas, soit dans le haut puis s'étend : deux demi cercles se forment et se rejoignent ensuite peu à peu pour devenir un anneau complet.

– Les différentes phases gérontoxales

1 - Phase gérontoxale dite « normale »

L'inauguration des premiers signes de la phase gérontoxale intervient habituellement entre la 4e et 5e décennie. Il se produit dans l'artère, pendant cette période, de petites plaques d'athérome ne modifiant que très faiblement le flux du vaisseau sanguin. Dans ce cas, on peut dire que son apparition est « normale » et pressentir une évolution favorable du vieillissement des artères et de l'organisme.

2 - Phase gérontoxale dite « prématurée »

Sa présence avant la 4e décennie traduit l'accélération du vieillissement de l'organisme. Il se produit prématurément. Dans un premier temps, le développement de la plaque d'athérome, responsable d'un ralentissement du flux sanguin dans l'artère, puis, par la suite, le développement majeur de la plaque d'athérome provoquent une obstruction de l'artère, responsable d'un arrêt de la circulation sanguine.

Plus son dépistage est observé chez un sujet jeune, plus le pronostic est défavorable. Son existence chez un sujet de moins de 25 ans, évoque un pronostic des plus alarmants.

3 - Phase gérontoxale dite « tardive »

Lorsqu'elle survient après 55 ans, elle traduit le ralentissement du vieillissement de l'organisme et permet, dans ce cas, un excellent pronostic.

Nota. Le mécanisme des trois grandes phases iriennes se développant au cours de la vie à été communiqué au cours d'une conférence ayant pour titre « Les bases fondamentales de l'iridologie de terrain », lors des Premiers Entretiens de Monaco sur les médecines énergétiques, le 22 novembre 1985, auxquels S.A.S. la princesse Antoinette de Monaco nous avait personnellement conviés.

Les différents terrains iridologiques

- Terrain immunodéficient
- Terrain allergique proprement dit
- Terrain allergique à retentissement cutané
- Terrain du dysmétabolisme lipidique
- Terrain gastro-entérique
- Terrain dépressif
- Terrain spasmodique
- Terrain vagotonique
- Terrain sympathicotonique
- Terrain des arthropathies inflammatoires : arthrite
- Terrain des arthropathies dégénératives : arthrose
- Terrain des ostéopathies métaboliques : déminéralisation.

› Terrain immunodéficient

• Image irienne caractéristique

Toute la trame irienne est formée de vacuoles qui occupent le plan ciliaire jusqu'à atteindre la périphérie de l'iris. On observe également des fibres superposées, tordues, coupées. Nous sommes, bien entendu, en présence d'une trame irienne de type 4 « rompue », tout particulièrement désorganisée.

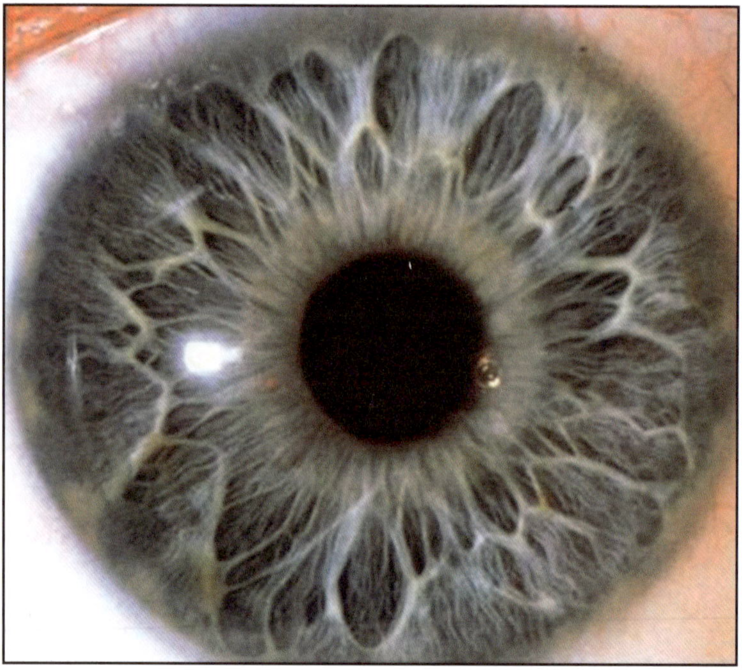

Image irienne du terrain immunodéficient.

Cette image irienne spécifique indique une disposition à une faiblesse organique innée, caractérisée par un déficit impliqué dans les réponses immunitaires entraînant des insuffisances fonctionnelles multiples et, notamment, des désordres d'origines diverses.

On distingue ainsi, schématiquement, deux grands types d'immunité :

– la première, dite humorale, dont les mécanismes effecteurs sont les anticorps, dépendant des lymphocytes et que l'on appelle B lymphocytes.

– la deuxième, dite cellulaire, dépendant des petits lymphocytes à différenciation thymique, que l'on désigne par T lymphocytes. Il faut noter que les macrophages jouent,dans les réactions immunitaires, un rôle important et complexe.

Les déficits immunitaires peuvent porter sur l'un des deux grands types d'immunité ou être mixtes : les déficits portant sur l'immunité humorale se traduisent essentiellement par une absence ou une grande diminution de la production d'anticorps ; les déficits portant sur l'immunité cellulaire se traduisent par une incapacité à produire des réactions d'hypersensibilité retardée. Les lymphocytes T coopérent avec les lymphocytes B.

Dans leur remarquable ouvrage *Homéopathie et terrain*, paru aux Éditions Lehning, les docteurs Julian et Haffen, donnent une définition intéressante de la notion du terrain immuno-deficient qu'ils appellent, d'ailleurs, dysimmunoses. « Les dysimmunoses sont des déréglements immunogéniques de causalité multifactorielle, induisant des manifestations pathologiques protéiformes, globales et/ou sectorielles. »

L'essence de ces dysimmunoses, c'est le réflexe immunitaire perturbé. Leur cause est une agression d'origine végétale, animale, voire minéralo-chimique. Elle appelle une réflexcinèse immunitaire à caractère d'hypersensibilité, déficit ou d'autodestruction. La symptomatologie générale de ces états se distingue, entre autres, par les métastases et les alternances morbides.

Les iris montrant un terrain immunodéficient s'observent chez des sujets très vulnérables, au niveau de leur tissu conjonctif et de leur système glandulaire et chez qui la résistance diminuée trouve son expression dans les infections à répétition, la difficulté de cicatrisation.

Ces sujets sont plus disposés que d'autres à présenter de graves maladies, d'autant qu'ils sont plus défaillants devant des causes stressantes. L'anergie constitutionnelle de nature physique, organique ou psychique est, dans le terrain immunodéficient, quasiment toujours présente, de manière chronique ou intermittente.

D'autres affections, plus spécifiques, sont fréquemment liées au terrain immunodéficient.

– **Sensibilité accrue aux infections**

Ce sont, tout d'abord, les maladies infectieuses qui prédominent dans le terrain immunodéficient. Cela s'explique par le rôle important du système immunitaire dans la défense contre les agents infectieux. Les déficits de l'immunité cellulaire favorisent électivement les infections par des agents intracellulaires (bactéries, parasites, virus et agents fongiques).

– **Proliférations cellulaires anormales**

Il existe, chez les sujets porteurs de ce terrain, un risque important de prolifération maligne dans les déficits immunitaires. Dans les déficits congénitaux, il s'agit avant tout de lymphomes, tumeurs se développant dans les tissus appelés organes lymphoïdes, mais ayant la particularité de pouvoir également se manifester dans d'autres régions de l'organisme.

Il existe de nombreuses variétés de lymphomes, mais une grande partie d'entre eux se développent dans les ganglions lymphatiques.

– **Les lésions cutanées**

De nombreuses dysfonctions du système immunitaire peuvent survenir, souvent au niveau de la peau. La maladie immunologique responsable des lésions cutanées peut résulter d'une diminution de la réponse immune (déficit immunitaire) ou d'une augmentation de cette réponse (allergie ou maladie inflammatoire).

Chez les immunodéficients, deux secteurs sont à surveiller particulièrement : ce sont la rate et le thymus.

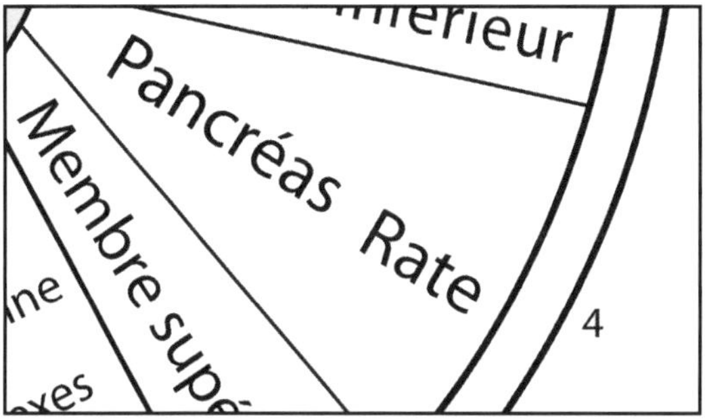

Iris gauche secteur de la rate entre 3 h 30 et 4 h 30.

La rate est un organe lymphoïde riche en vaisseaux sanguins. Son rôle consiste en la fabrication des éléments figurés du sang (globules blancs, globules rouges, plaquettes) avant la naissance. Ensuite, après la naissance, elle permet de lutter contre les infections. C'est dans l'iris gauche entre 3 h 30 et 4 h 30 que l'on peut observer le secteur de la rate.

Le thymus est une petite glande située derrière le sternum, où se déroulent tous les stades de maturation entre les cellules souches lymphoïdes venues de la moelle osseuse et les cellules matures, les lymphocytes T. Son rôle dans l'immunité est essentiel. Chez les sujets souffrant de myasthénie, on retrouve parfois, dans l'iris droit, entre 3 h et 3 h 30 et dans l'iris gauche, entre 8 h 30 et 9 h, des signes d'insuffisances.

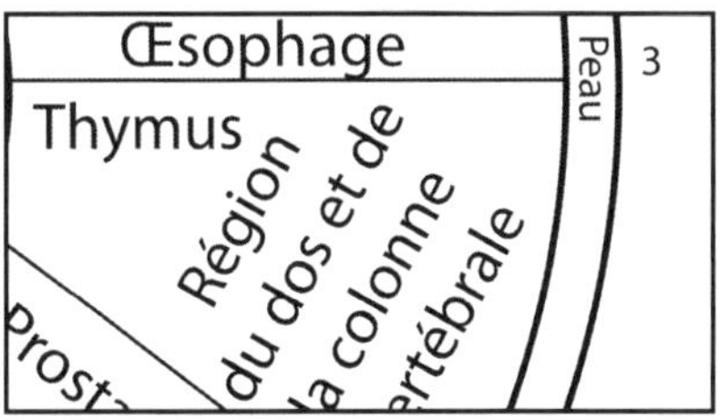

Iris droit, secteur du thymus entre 3 h et 3 h 30.

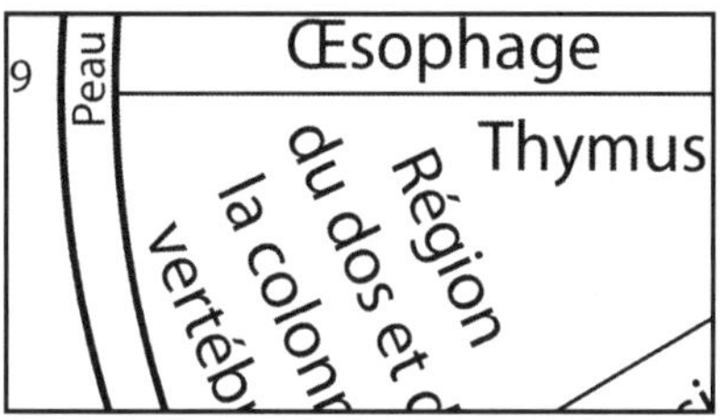

Iris gauche, secteur du thymus entre 8 h 30 et 9 h.

• Redressement du terrain immunodéficient

La découverte d'un terrain immunodéficient n'est pas forcément synonyme de catastrophisme, dans la mesure où le patient a de bonnes habitudes hygiéno-diététiques. Dans le cas contraire, la survenue de problèmes graves est souvent la règle. Ces patients sont très vulnérables au niveau du tissu conjonctif et de la sphère glandulaire. Leur système de défense est limité devant les infections qui souvent sont récidivantes. Ils éprouvent également de grandes difficultés à cicatriser.

L'objectif du redressement sera de consolider, protéger et stimuler les organes du stystème immunitaire, pour cela un traitement de trois mois à renouveler deux fois par an peut être prescrit :

CU, OR, AG gluconate	àà	5 DH
Splénique, Hépatine,	àà	3 DH
Cortico surrenale	àà	3 DH
Ferrum phosphoricum		3 CH
Echinacea		2 CH
	àà	QSP 30 ml

Nota. De nombreux chercheurs ont démontré que les polysaccharides Lentinan et KS2, extraits du *shii-také* constituent des nutriments complémentaires exceptionnels renforçant de façon significative la vitalité des cellules chargées de la défense de l'organisme. Le KS2 aide plus spécialement les cellules à s'autoprotéger.

Le matin au réveil, prendre une dose de Cuivre-Or-Argent, par voie perlinguale.

Le traitement préventif doit s'accompagner de conseils hygiéno-diététiques adaptés qui consisteront, dans la mesure du possible, à la consommation à plus de deux tiers d'une alimentation anti-oxydante (légumes, fruits, crudités, etc.).

› Terrain allergique proprement dit

• Image irienne caractéristique

L'iris est lâche, bleu clair, et on observe des taches ayant l'aspect de flocons blancs de coton.

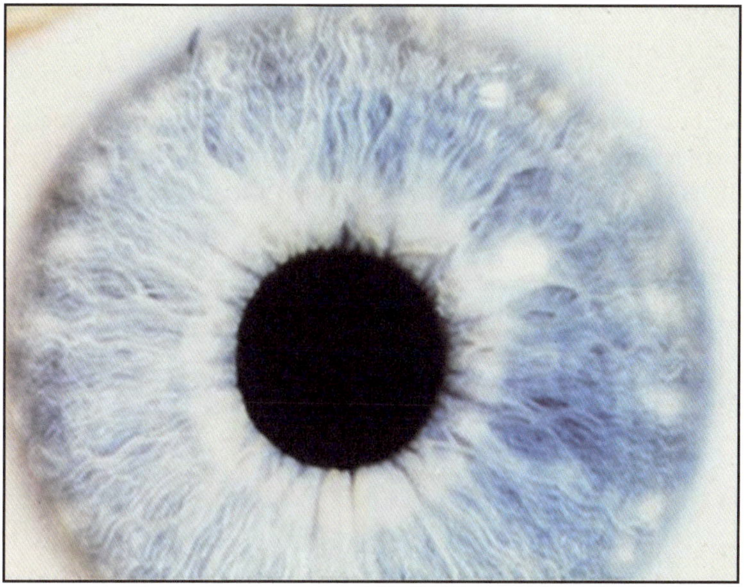

Image irienne du terrain allergique proprement dit.

On observe cette image irienne caractéristique chez des sujets souffrant d'allergie atopique, présentant une sensibilisation à un ou plusieurs antigènes, inscrite dans leur patrimoine génétique, c'est-à-dire leurs chromosomes, transmis par des parents proches ou lointains. Ces sujets ont la particularité de fabriquer une grande quantité d'antigènes. Rappelons par ailleurs que l'allergie est une réaction anormale, exagérée, inadaptée, du système immunitaire mis en contact avec une substance étrangère (dans la majorité des cas) à l'organisme, que l'on appelle « antigène ».

La réaction allergique se produira dans une sphère de l'organisme plus sensible.

– **La rhinite allergique**

La rhinite allergique se caractérise par une inflammation de la muqueuse nasale. Elle s'inscrit, d'une manière générale, dans le cadre de la maladie allergique atopique. Il s'agit d'une maladie très fréquente puisqu'elle touche 30 à 40 % de la population. Elle se manifeste après l'âge de 5 ans, et débute habituellement à la puberté pour les rhinites allergiques polliniques (liées aux pollens). Plus tard, entre 15 et 30 ans, se manifestent les rhinites perannuelles, c'est-à-dire celles qui ont lieu toute l'année.

Chez les patients souffrant de rhinite allergique, on retrouve fréquemment des signes iriens de faiblesse, au niveau de la sphère ORL entre 1 h 30 et 2 h 30 dans l'iris droit et 9 h 30 et 10 h 30 dans l'iris gauche.

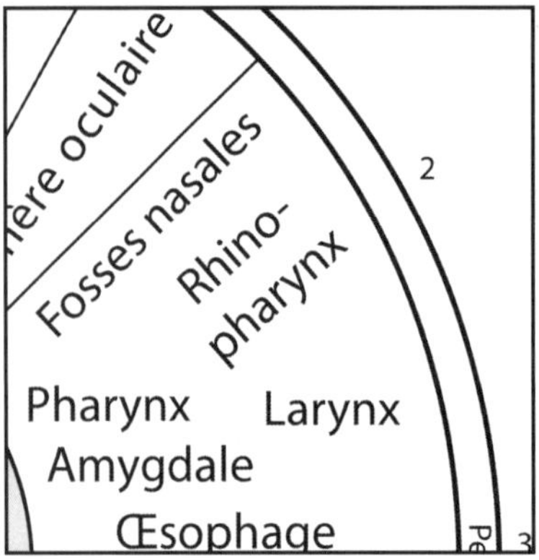

Iris droit secteur ORL.

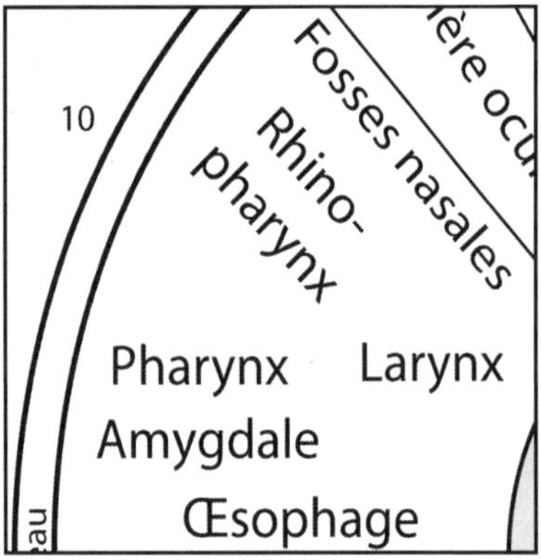

Iris gauche secteur ORL.

Il existe deux variétés de rhinite allergique :

– la rhinite saisonnière ou rhume des foins, si la rhinite survient de manière intermittente, en réaction au pollen ;

– la rhinite persistante (ou apériodique), s'il s'agit d'une rhinite entretenue par des allergènes constamment présents dans l'environnement de la personne.

– **L'asthme allergique**

C'est une affection fréquente qui touche, en France, environ 4 millions de personnes. Le caractère allergique est retrouvé chez plus de 80 % des enfants asthmatiques et chez plus de 60 % des adultes asthmatiques. On retrouve souvent dans la famille une ou plusieurs personnes asthmatiques. Cette disposition génétique a pour cause une sensibilité exagérée des bronches à un ou plusieurs allergènes.

– **Signes iridologiques de l'asthme**

Chez l'asthmatique, nous sommes devant deux situations possibles. Soit nous retrouvons le terrain allergique avec les signes habituels de l'image caractéristique (iris lâche, bleu clair dans lequel on observe des taches ayant l'aspect de flocons blancs de coton) ; nous pouvons dire alors que l'asthme dont souffre le patient est d'origine allergique ; soit nous observons, dans le secteur de l'iris droit entre 8 h 30 et 10 h et/ou dans l'iris gauche entre 2 h et 3 h 30, une lacune ou ogive de plus ou moins grande importance témoignant de la présence ou de la survenue proche ou lointaine d'une pathologie d'origine exogène en relation avec le mode de vie hygiéno-diététique du sujet.

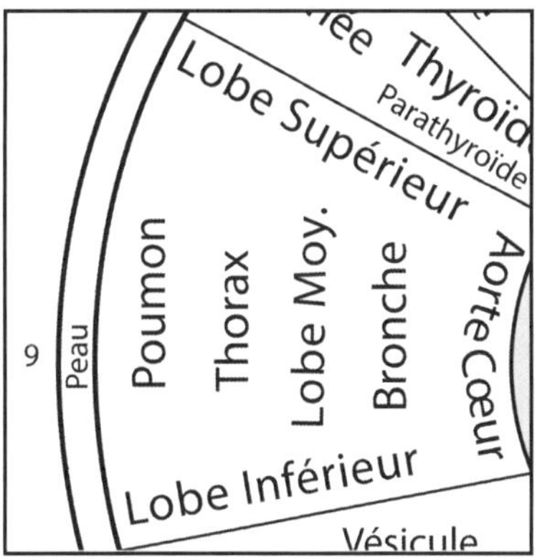

Iris droit secteur Broncho-pulmonaire.

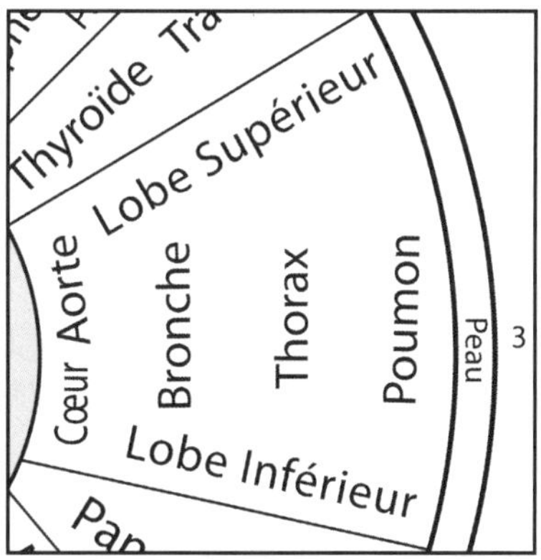

Iris gauche secteur Broncho-pulmonaire.

• Redressement du terrain allergique

D'une manière générale, le traitement de fond du terrain allergique consiste à corriger les troubles viscéraux, hépatiques, rénaux, endocriniens éventuellement constatés au cours de l'examen clinique. Cette correction est une condition importante du redressement du terrain des sujets allergiques.

La première étape du traitement sera un drainage humoro-cellulaire permettant de libérer les émonctoires. La formule phytothérapique à prescrire pendant six semaines : 20 gouttes trois fois par jour dans un peu d'eau au début des repas (pendant six semaines) :

Rumex crispus, Bryonia		àà	TM
Cetraria islandica, Pinus sylvestris		àà	TM
Polygala amara, hyssopus officinal		àà	TM
Drosera rotundifolia, Inula helenium		àà	TM
Sisymbrium officinalis			TM
	TM	àà	QSP 30 ml

Dans un deuxième temps pendant trois mois à renouveler deuxfois par an :

1°) le matin au réveil en perlinguale (sous la langue) :

1 ampoule de Granions-Manganèse +1 ampoule de Granions-Soufre.

Le manganèse est utilisé comme modificateur du terrain, en particulier au cours d'états allergiques, et le soufre comme modificateur du terrain au cours d'affections récidivantes cutanées notamment ;

2°) 1 ampoule d'Agaricus Campester dans un peu d'eau.

De récents travaux ont montré le pouvoir anti-allergique du champignon Agaricus Campester sous forme d'hydrolat qui permet une activité immunorégulatrice, laquelle procure une action frénatrice de la production d'anticorps IgE.

Sans tomber dans l'excès restrictif, il est bien évident que le régime alimentaitre doit comporter la suppression des aliments dont le sujet a bien souvent eu l'occasion de constater la nocivité sur lui-même : (charcuteries, chocolats, café, alcools et autres excitants). La suppression d'un aliment doit être très individuelle et spécifique.

› Terrain allergique à retentissement cutané

• Image irienne caractéristique

L'iris est bleu et on observe, à sa périphérie, un large cercle de la couleur de l'iris, mais plus sombre à bord flou. Le pH de ces sujets est, dans la plupart des cas, orienté vers l'acidité, comme nous le montre la couleur de cet iris.

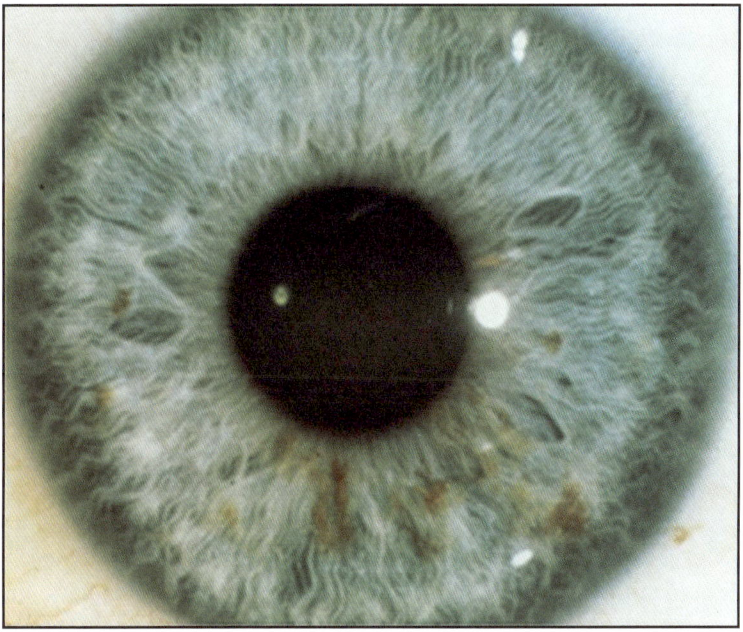

Image irienne du terrain allergique à retentissement cutané.

Il est à noter que, dans de nombreux cas, nous retrouvons dans l'iris de ces patients des signes d'un dysfonctionnement du système nerveux : parfois des radii solari à 12 h montrant de possibles troubles psychologiques associés ; d'autres fois, une collerette blanche bien détachée évoquant des troubles du système neuro-végétatif.

On retrouve notamment cette image caractéristique dans :

– **La dermatite atopique du nourrisson**

Cet eczéma débute vers l'âge de deux à trois mois, son lieu de prédilection se situe au niveau de la face au commencement de la maladie, puis il s'étend ensuite progressivement. Il est extrêmement prurigineux, mais il n'entraîne généralement pas de troubles de l'état général, si ce n'est ceux directement liés au prurit : nervosité, agitation, insomnie, affections secondaires. Dans la majorité des cas, cet eczéma guérit vers l'âge de 2 à 3 ans sans laisser de séquelle, mais, parfois, peut succéder un asthme.

– **L' eczéma de contact**

L'eczéma de contact est une allergie cutanée. Le sujet réagit donc de façon allergique à un produit qu'il pouvait « supporter » correctement auparavant et qui devient pour lui un allergène. Il existe donc un contact avec cet allergène, en général quelques jours avant le début de l'éruption. Les allergènes les plus fréquents sont : le nickel (eczéma au contact des bijoux fantaisie, des boutons de jean…), les parfums, les produits cosmétiques, les produits d'entretien.

– **L'urticaire**

L'urticaire se manifeste par l'apparition sur la peau de petites papules légèrement surélevées (ces éruptions cutanées de couleur rouge, dont le centre est blanc, entraînent des démangeaisons). Les crises d'urticaire apparaissent par poussées à l'occasion de tel ou tel évènement.

Les causes sont médicamenteuses dans 30 à 50 % des cas, mais d'autres facteurs peuvent intervenir, comme les infections virales ou bactériennes, certaines anomalies de la glande thyroïde, etc. Il suffit souvent de supprimer la cause pour que les poussées d'urticaire disparaissent.

Une relation allergique peut être mise en évidence chez une minorité de personnes atteintes d'urticaire. Des éruptions cutanées apparaissent après l'ingestion de certains aliments, après la prise de certains médicaments ou après les piqûres d'insectes. Les aliments fréquemment associés à l'urticaire sont les suivants : œufs, amandes, poissons et crustacés, chocolat, baies, fromage, tomates.

• Redressement du terrain allergique à retentissement cutané

Le traitement des dermatoses en rapport avec ce terrain, particulièrement l'eczéma, est fondé sur deux impératifs plus ou moins faciles à réaliser :

– identifier, pour les écarter, les agents externes ou internes pouvant jouer le rôle d'allergène ou de réactogène ;
– puis, modifier l'aptitude eczématogène, c'est-à-dire le terrain constitutionnel ou acquis.

Un traitement visant à drainer l'ensemble des émonctoires de l'organisme (peau, reins, intestins, poumons) permettra le plus souvent d'apporter des améliorations aux symptômes que procurent l'eczéma et d'autres dermatoses liées au terrain allergique à retentissement cutané. On préconise la formule suivante à raison de 10 à 40 gouttes au début des trois repas dans un demi-verre d'eau, selon l'âge du sujet :

Lappa major, Viola tricolor	àà	TM
Ulmus campestris, buxus sempervirens	àà	TM
Saponaria officinal, Mezereum	àà	TM
Clematis erecta, urtica urens	àà	TM
Ranunculus bulbosus, Calendula officinal	àà	TM
	àà	QSP 125 ml

Par ailleurs, de récents travaux ont montré le pouvoir anti-allergique du champignon *Agarigus Campester* sous forme d'hydrolat, qui permet un activité immunorégulatrice, laquelle procure une action frénatrice de la production d'anticorps IgE, ce qui, dans l'eczéma, de quelque nature qu'il soit, est un facteur essentiel. On préconise : *Agaricus Campester* hydrolat à raison de trois cuillérées à soupe trois fois par jour pendant trois semaines.

L'eau de Saint-Christau (pharmacies et magasins bio) voie interne ou/et externe (en application) procure des résultats très appréciables. L'argile employée localement sera très utile, mais à condition que les dermatoses ne soient pas trop étendues.

› Terrain du dysmétabolisme lipidique

• Image irienne caractéristique

Un liseré fin circulaire et très foncé, presque noir, s'inscrit à la périphérie de l'iris.

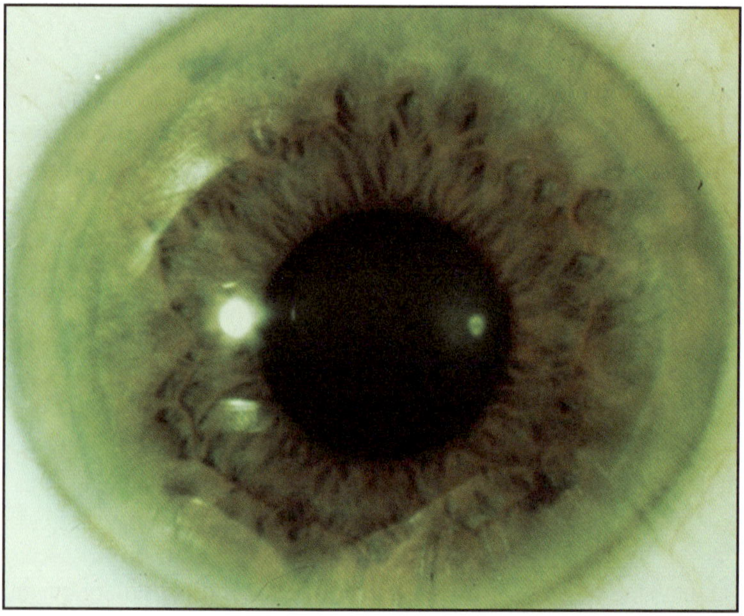

Image irienne du terrain du dysmétabolisme lipidique.

On observe cette image irienne dans les hyperlipidémies génétiques pures ou mixtes, c'est-à-dire les hypercholestérolémies familiales sévères ou non (excès de cholestérol au dessus de 2 g/l.) et/ou hypertriglycéridémies (excès de triglycérides supérieur à 1,60 g/l.) Ce type d'hyperlipidémie est d'origine endogène, c'est-à-dire fabriqué en excès par l'organisme.

On observe également cette image du terrain du dysmétabolisme lipidique chez les très jeunes enfants atteints d'une déficience familiale en Apolipoprotéine B-100. Ces jeunes enfants présentent, très tôt, un taux important de cholestérol pouvant aller jusqu'à 2,5 g/l, occasionnant une accumulation de cholestérol dans la paroi artérielle, favorisant ainsi, dès la quarantaine, l'apparition de lésions d'artériosclérose pouvant être la cause d'accidents cardiovasculaires, vasculaires cérébraux, etc.

Chez les patients souffrant d'excès de cholestérol d'origine endogène, le secteur hépatique, situé entre 7 h 45 et 8 h 30 dans l'iris droit, doit être tout particulièrement observé, afin de rechercher les signes d'un éventuel dysfonctionnement hépatique qui peut être à l'origine d'une production excessive de cholestérol.

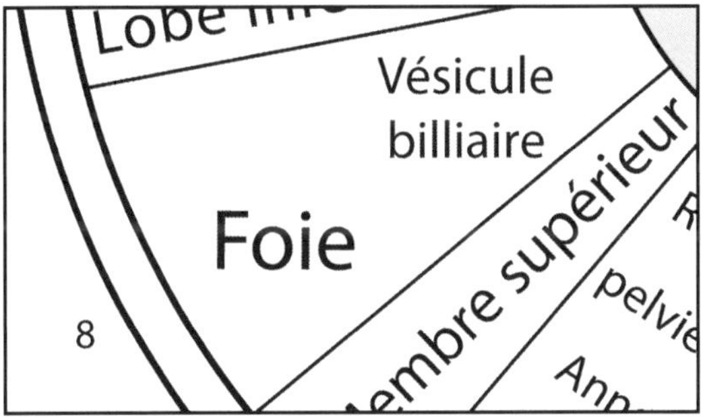

Iris droit secteur du foie et de la vésicule biliaire.

En réalité, une grande quantité du cholestérol endogène est fabriqué dans le cytoplasme des cellules du foie, puis transformé en acides biliaires, lesquels sont libérés dans l'intestin au moment des repas et une grande partie de ces acides biliaires (90 %) est réabsorbée dans l'iléon. Des protéines spécifiques, apppelées transporteurs, sont responsables de cette réabsorption.

• Les taches de cholestérol d'origine exogène

Les taches de cholestérol d'origine exogène, c'est-à-dire venant de l'extérieur et principalement de l'alimentation riche en graisses saturées, sont de couleur marron clair ou jaune. Les taches de cholestérol d'origine exogène peuvent aussi se rencontrer chez les sujets possédant le terrain du dysmétabolisme lipidique. Il y a donc, dans ce cas, deux processus associés, l'un endogène, c'est-à-dire du cholestérol fabriqué en excès par l'organisme, et l'autre, du cholestérol exogène provenant d'une alimentation riche en graisses saturées consommées en excès.

• Interprétation de l'anneau lipidique demi-circulaire

L'anneau lipidique ne fait pas forcément le tour complet de l'iris, il peut être situé sur la partie supérieure, inférieure ou latérale, et révèle, selon les cas, différentes interprétations.

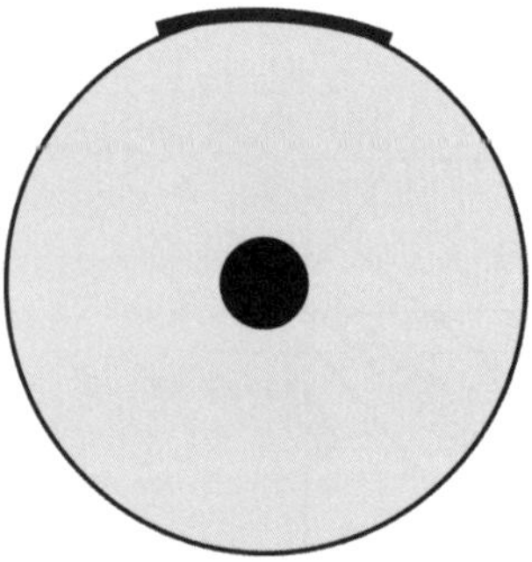

Anneau lipidique situé au pôle supérieur

Il indique une disposition particulière aux accidents vasculaires cérébraux d'origine athéromateuse.

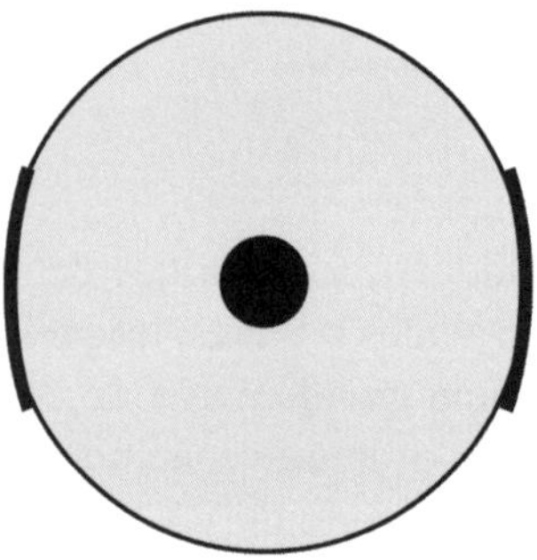

Anneau lipidique situé latéralement

Il peut se localiser aussi bien à gauche qu'à droite et révèle une disposition particulière aux accidents vasculaires cardiaques coronariens et aortiques.

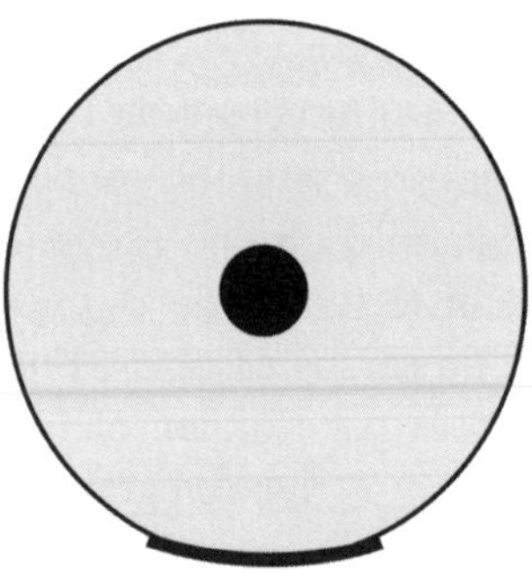

Anneau lipidique situé au pôle inférieur

Il indique une disposition particulière aux maladies athéromateuses des membres inférieurs, notamment l'artérite « artériopathie chronique des membres inférieurs ».

• Redressement du terrain du dysmétabolisme lipidique

Le redressement du terrain du dysmétabolisme lipidique procédera, dans un premier temps, à un drainage du foie et de la vésicule biliaire. Pour cela, la formule suivante peut être prescrite : 20 gouttes au début des trois principaux repas dans un peu d'eau pendant quatre à six semaines.

Pneumus boldus		TM
Polypodium vulgare		TM
Taraxacum dens leonis		TM
Raphanus niger		TM
Rosmarinus officinalis		TM
	àà	QSP 30 ml

Dans un deuxième temps, il conviendra de stopper ou de retarder le processus d'hypercoagulabilité et hyperagrégabilité latente ou acquise ou, tout au moins, le réduire notablement ; de redonner une hémodynamique aux vaisseaux pour accélérer la circulation sanguine ; de stopper le processus de fibrose et de calcification de la paroi artérielle.

- *Citrus limonus* (citronnier) (diminue le taux de prothrombine).
- *Spiraea ulmaria* (reine-des-prés) (contient de l'acide salicylique).

Plantes diminuant l'agrégabilité plaquettaire :

– ail (*Allium sativum*) ;
– maïs (*Zea maïs*) ;
– saule (*Salix alba*) ;
– impératoire (*Imperatoria ostruthium*) ;
– peuplier (*Populus nigra*).

Plantes permettant une hémodynamique aux vaisseaux pour accélérer la circulation sanguine.

– *Chrysanthellum americanum*	TM
– Noisettier (*Corylus avellana*)	TM

La consommation d'acides gras essentiels permettra de diminuer le taux de cholestérol, de lutter contre l'agrégation des plaquettes sanguines et d'aider à réguler la pression artérielle.

› Terrain gastro-entérique

• Image irienne caractéristique

L'espace compris entre la pupille et la collerette (zone pupillaire) présente une teinte « rouille » et signe, dans ce cas, toujours une disposition aux pathologies, notamment inflammatoires et/ou fonctionnelles de l'appareil digestif.

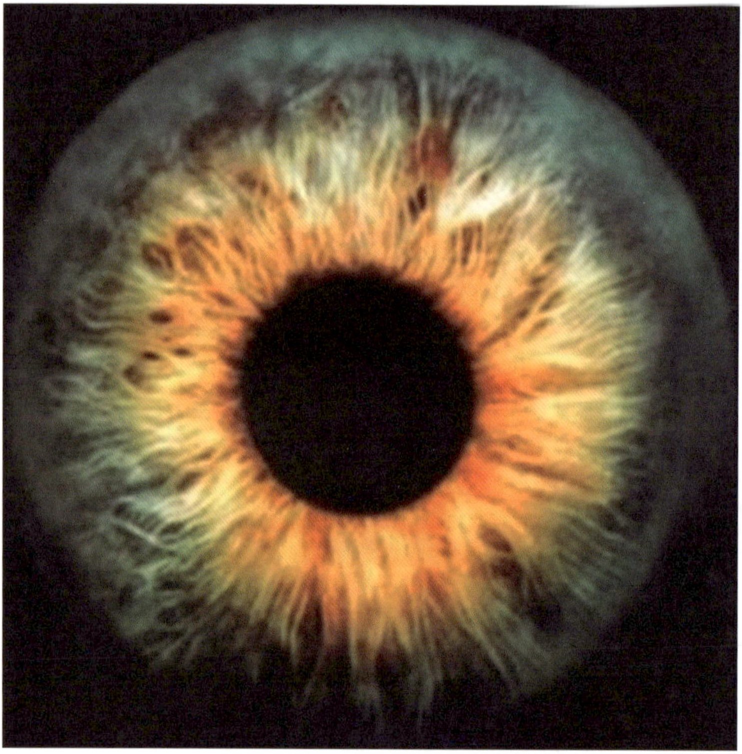

Image irienne du terrain gastro-entérique.

Au stade aigu, les patients qui présentent un terrain gastro-entérique se plaignent presque toujours de troubles digestifs pour lesquels aucune explication certaine n'a pu être établie et à propos desquels les termes de gastrite ou de colite sont souvent rapportés.

Les troubles sont le plus souvent rythmés par les repas, post-prandiaux, il s'agit, dans ce cas : de brûlures épigastriques survenant pendant ou immédiatement après les repas, plus spécialement après la prise de boissons alcoolisées, d'épices, d'aliments acides ou très sucrés.

Ailleurs, il s'agit d'une simple gêne, de pesanteur, de digestions lentes, ballonnements post-prandiaux soulagés transitoirement par des éructations ou la défécation. Le début de ces troubles est souvent très ancien, avec des périodes d'accalmie apparaissant spontanément ou à l'occasion du repas, avec des rechutes spontanées ou à la suite d'écarts alimentaires.

Mais tous ces troubles bénins peuvent, bien entendu, être de véritables signaux d'alarme, et révéler par la suite des maladies chroniques plus ou moins graves, surtout si le terrain gastro-entérique est concomitant à une immunodéficience (trame irienne n° 4).

Chez les sujets porteurs du terrain gastro-entérique, il est important d'observer le secteur du pancréas dans l'iris gauche entre 3 h 30 et 4 h, afin de découvrir s'il existe un signe (lacune ou ogive) montrant une insuffisance de cet organe susceptible d'entraver le processus digestif.

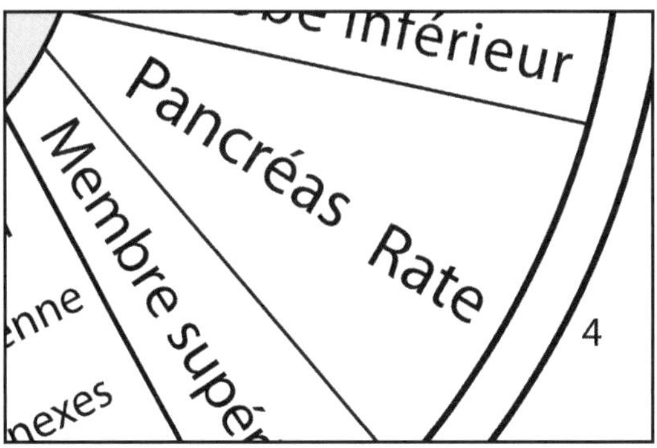

Secteur du pancréas dans l'iris gauche entre 3 h 30 et 4 h.

• **Secteur de la sphère digestive**

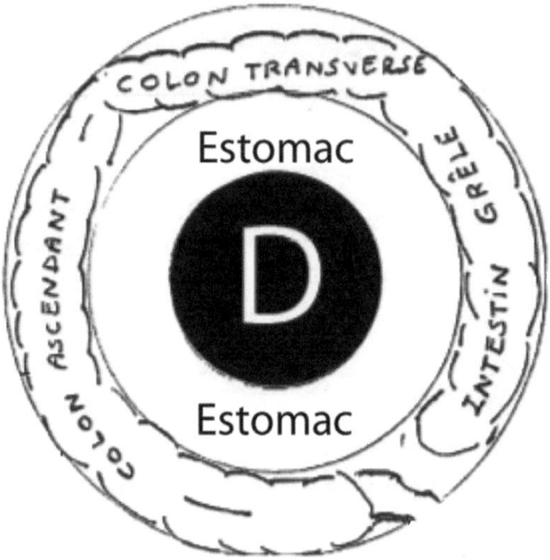

Secteur de la sphère digestive iris droit.

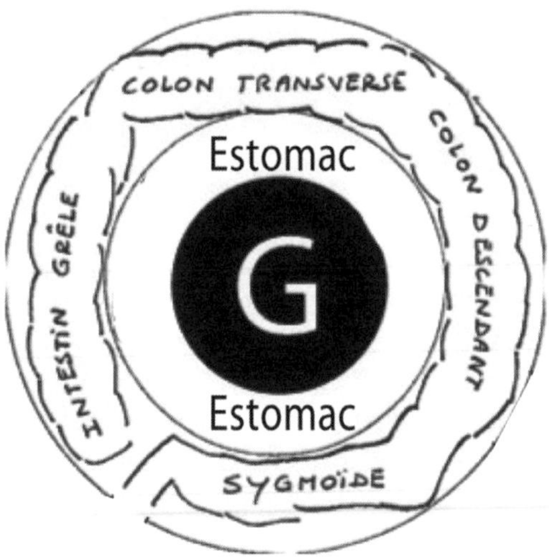

Secteur de la sphère digestive iris gauche.

• Redressement du terrain gastro-entérique

Le redressement du terrain gastro-entérique consistera en l'association de différentes thérapies complémentaires :

– les protecteurs de la muqueuse intestinale doivent être conseillés systématiquement, de manière à protéger la muqueuse intestinale. À cet effet, le jus de chou est le plus puissant des protecteurs naturels de la paroi gastrique ;

– les antiputrides, comme l'argile et le charbon végétal, permettront d'absorber les gaz intestinaux et préviendront les putréfactions intestinales trop abondantes ;

– l'oligothérapie avec le manganèse-cobalt qui est d'une très grande utilité chez tous les colitiques et, notamment, chez les malades dont l'anxiété domine souvent le tableau clinique de cette affection ;

– les antispasmodiques musculotropes – parasympatholytiques comme la valériane qui procure un net soulagement dans l'hyperactivité spasmodique de la paroi du côlon. Cette plante a, de plus, l'avantage d'avoir une double fonction : antispasmodique, parasympatholytique et antispasmodique musculotrope ;

– les eupeptiques qui facilitent la digestion et permettent ainsi une meilleure assimilation des aliments.

On peut compléter les soins par une cuillère à soupe de pollen en pelote le matin avant le petit déjeuner ; le pollen contient, en effet, de nombreux enzymes et des substances antibiotiques utiles pour traiter la colite.

Il faudra, par ailleurs, s'assurer que le sujet ne souffre pas de constipation ; si c'est le cas, on recherche les causes de celle-ci que l'on traite, bien évidemment, par exemple, avec un à deux comprimés végétal REX, le soir au coucher avec un grand verre d'eau.

› Terrain dépressif

• Image irienne caractéristique

Entre la collerette et la périphérie de l'iris apparaissent des radii solari qui partent de la pupille ou de la collerette vers la périphérie. Cette image est observable chez à peu près 70 % des patients souffrant ou ayant des antécédents sérieux de dépression.

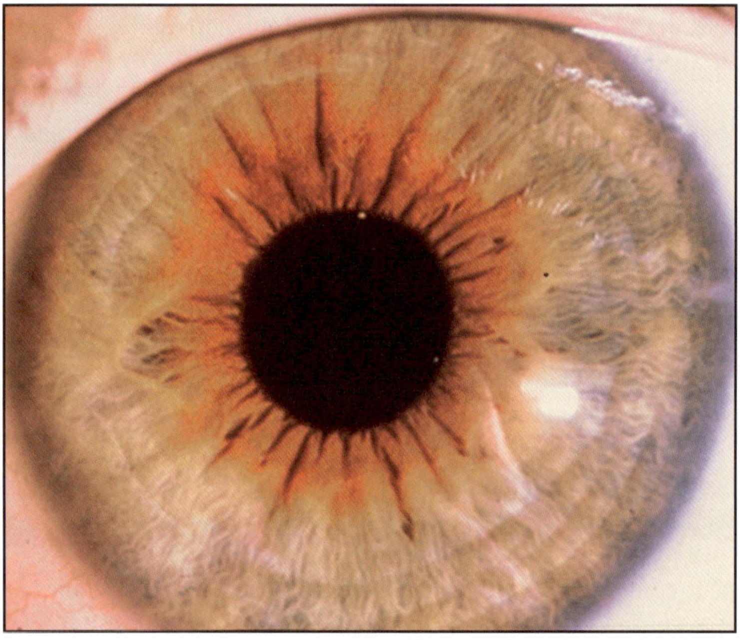

Image irienne du terrain dépressif.

Si cette image n'est pas présente chez un sujet souffrant de dépression, il s'agit alors d'une dépression réactionnelle pouvant être occasionnée par un évènement extérieur (divorce, problèmes sociaux et/ou économiques, décès d'un proche, etc.). Par ailleurs, chez certains sujets dépressifs, aucun radii solari n'est présent, mais on retrouve alors, très souvent, une image d'immunodéficience.

Dans ce cas, de récents travaux ont démontré qu'une réaction anormale de certains aspects du système immunitaire pourrait être un élément supposé commun à ces types de conditions morbides. Les cellules immunitaires fabriquent, en effet, des protéines messagères, nommées cytokines. Ces dernières ont pour rôle de procéder à des modifications dans les neurotransmetteurs situés dans des régions spécifiques du cerveau responsables de la dépression.

• À propos des radii solari

Les radii solari sont des fentes plus ou moins larges et/ou plus moins profondes qui partent de la pupille ou de la collerette vers la périphérie. Selon les auteurs, les radii solari sont appelés aussi « fentes asthéniques, image en rayons de soleil, en éventail, en rayons de roue ».

L'aspect et les dimensions des radii solari sont à prendre en compte pour évaluer la capacité du sujet à se défendre contre la maladie dépressive. En effet, plus la fente radiaire est étendue, profonde et large, et plus le risque de dépression sera élevé et plus le sujet aura des difficultés à se défendre contre la maladie. De plus, plus le fond de la fente est foncé et plus il y a chronicité de la maladie.

Lorsque les radii solari sont nombreux et concentrés dans la sphère cérébrale à 12 h, ils évoqueraient selon certains auteurs une personnalité en conflit avec elle-même et inquiète.

Lorsque les radii solari ne sont disposés que partiellement autour de la pupille, nous sommes alors en présence d'un sujet risquant de présenter des troubles psychologiques potentiellement sérieux.

Parfois, dans le même iris, on observe des radii solari très foncés et d'autres moins foncés ; dans ce cas, il faudra toujours prendre en compte les radii solaris très foncés, c'est-à-dire entrevoir une difficulté plus grande à maîtriser la maladie dépressive.

• Aplatissement pupillaire à 12 h

D'une manière générale, il évoque pour Bourdiol et Jausas l'indice d'une disposition à la maladie dépressive ; c'est la raison pour laquelle on retrouve parfois un aplatissement de la pupille à 12 h, associé à l'image irienne caractéristique du terrain dépressif.

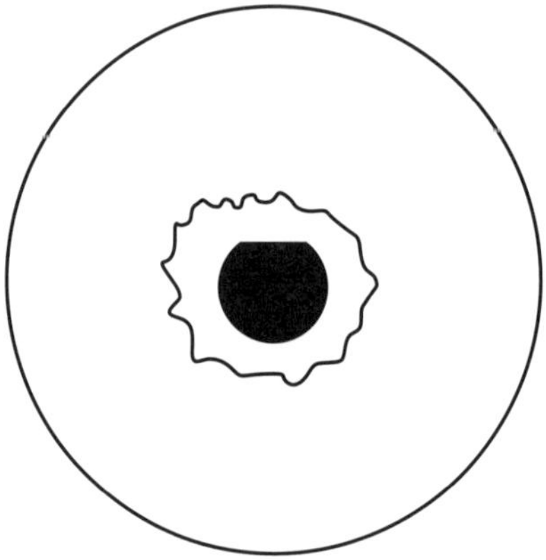

• Déformation pupillaire ovalaire bilatérale

Cela représente, pour Bourdiol, l'indice caractéristique d'un « état dépressif lié à un processus artérioscléreux ou a une mauvaise irrigation cérébrale ».

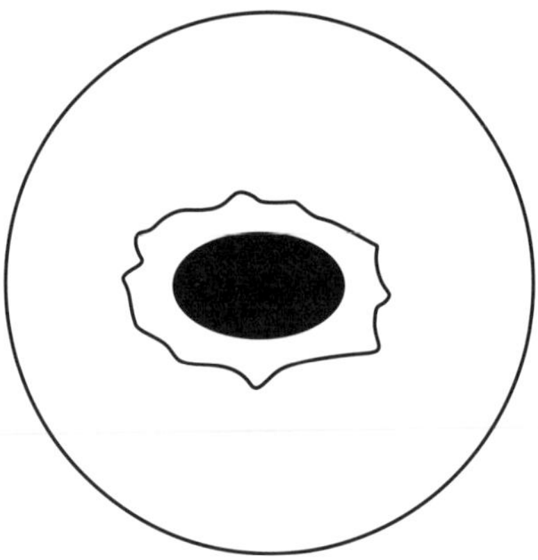

• Redressement du terrain dépressif

Devant une dépression, deux conduites majeures s'imposent.

1 - Le patient doit être traité en milieu médical, en raison du risque mélancolique pouvant amener le malade à l'idée de suicide.

Toutefois des soins complémentaires peuvent être apportés.

– Vitaminothérapie : *les vitamines du groupe B, et notamment les vitamines B1 et B6, sont indispensables à l'équilibre du système nerveux.*

– Oligothérapie : *le lithium est l'un des éléments majeurs qui permettra le redressement de terrain du sujet dépressif, mais aussi d'atténuer et/ ou supprimer les symptômes neurovégétatifs dont souffrent habituellement les malades.*

– *Organothérapie*

Chez les malades souffrant de dépression, les surrénales sécrètent une quantité plus importante de noradrénaline que chez les sujets normaux. Par ailleurs, on sait que la noradrénaline est une hormone génératrice du stress ; on aura alors tout intérêt à réguler la sécrétion d'adrénaline avec Surrénales 4 CH.

– *Calcium*

L'apport de calcium peut avoir un effet bénéfique sur la sphère neuropsychique en agissant favorablement sur la conduction de l'influx nerveux.

– *Sédatifs nerveux phytothérapiques*

Il sont très utiles pour aider le malade à vivre sa maladie, mais ils ne doivent pas être conseillés de façon systématique ; en effet, mieux vaut d'emblée traiter le fond de la dépression.

– *Antispasmodiques neurotropes*

Ils sont nécessaires chez les sujets souffrant des troubles viscéraux liés à la maladie dépressive. On utilise notamment pour cela, une ampoule d'extrait de Valériane au début des deux principaux repas dans un peu d'eau.

› Terrain spasmodique

Entre la collerette et la périphérie de l'iris apparaissent des anneaux concentriques (anneaux de spasme). Il faut trois rangées d'anneaux au moins pour que le terrain soit nettement spasmodique.

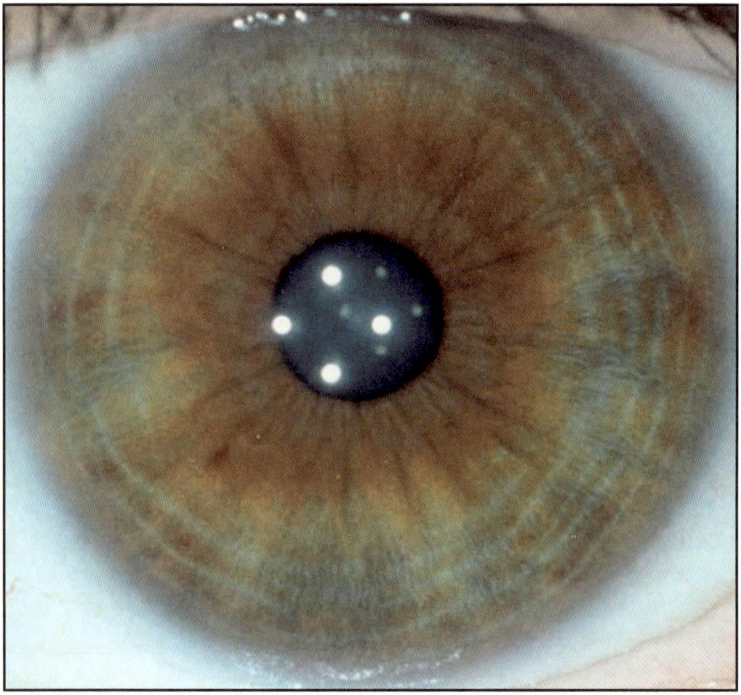

Image irienne du terrain spasmodique.

Disposition aux contractions involontaires d'un groupe musculaire, d'un muscle ou même d'un faisceau isolé par l'hyperexcitabilité nerveuse, traduisant un état tétanique constitutionnel.

Sur le plan génétique, les sujets spasmodiques auraient une capacité moins élevée en ce qui concerne les mécanismes d'absorption et de sécrétion magnésienne à travers la membrane cellulaire dont la perméabilité serait probablement modifiée.

Le dosage du taux de calcémie (calcium dans le sang) et de phosphorémie (phosphore dans le sang) montre une diminution du premier et une élévation du second. Il est possible également d'observer une hypomagnésémie (diminution du taux de magnésium dans le sang).

Le calcium est absorbé par l'intestin, fixé dans l'os, puis éliminé par les urines. De cet équilibre résulte un taux de calcium quasi constant. La valeur normale du calcium dans le sang est de 80 à 105 mg/l (2 à 2,6 mmol/l). Le calcium est indispensable à de nombreuses fonctions, comme la contraction musculaire, la coagulation sanguine, l'interactivité nerveuse ou la construction du squelette. On trouve trois vecteurs de régulation :

– la parathormone (PTH) ;
– la vitamine D2 activée ;
– la calcitonine.

La parathormone est synthétisée et sécrétée par quatre petites glandes de la thyroïde, la parathyroïde dont le poids total est de 120 mg. On peut observer le secteur de la thyroïde entre 10 h et 10 h 30 dans l'iris droit, et 1 h 30 et 2 h dans l'iris gauche ou l'on peut observer une faiblesse par la présence d'une lacune ou ogive.

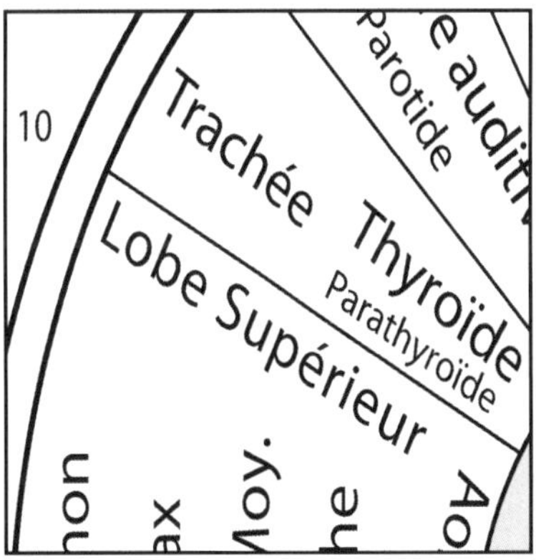

Iris droit secteur de la thyroïde entre 10 h et 10 h 30.

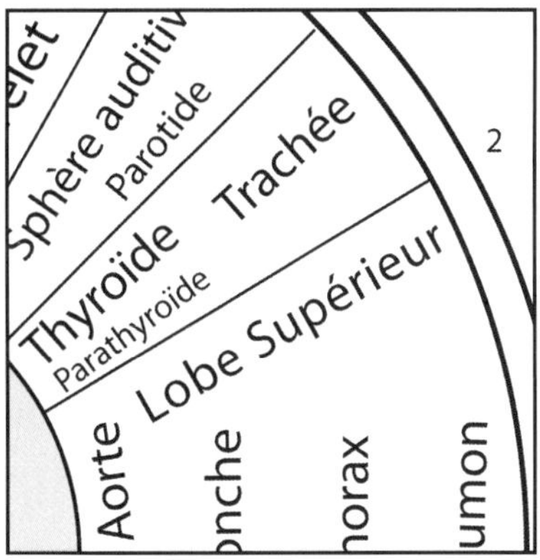

Iris gauche secteur le la thyroïde entre 1 h 30 et 2 h.

Les sujets porteurs de ce terrain sont pour la plupart (60 % des cas), atteints de « spasmophilie » et/ou font des crises de tétanie. La spasmophilie est une maladie symptomatique, peut être due à un déséquilibre phosphocalcique et magnésien, mais probablement à un déséquilibre neurovégétatif.

La spasmophillie peut entraîner une multitude de symptômes propres à chaque malade. Une telle aura constipation, palpitations et insomnie, tel autre sera fatigué, anxieux, aura des problèmes digestifs, de diarrhée, de crampes.

Les signes neuromusculaires les plus habituels sont des crampes, des fourmillements des extrémités des membres supérieurs et inférieurs, des fasciculations et/ou contractures musculaires, des réflexes très vifs, des contractures et également des douleurs au niveau du rachis cervical. Le système digestif n'est pas épargné, avec des douleurs sous forme de crampes, une constipation ou, au contraire, une diarrhée, une mauvaise digestion, des problèmes hépatiques, ou certaines intolérances alimentaires.

Les femmes rencontrent fréquemment des problèmes menstruels. On observe souvent un éréthisme cardiaque, des extrasystoles bénignes, la sensation du cœur qui s'arrête de battre et/ou qui saute, la sensation de douleurs dans la poitrine, une oppression dans la poitrine. Les signes neuropsychiques sont incessants, une fatique marquée, surtout le matin, des céphalées, une migraine, des insomnies, de la lipothymie et, surtout, des crises de tétanie.

Dans ce terrain on assiste parfois à la survenue d'un torticolis spasmodique, qui est une dystonie chronique se manifestant par un spasme actif, douloureux et spontanément résolutif du cou.

Parfois aussi, c'est l'apparition d'un blépharospasme qui est une forme de dystonie, maladie caractérisée par des contractions involontaires des muscles de l'orbite provoquant une fermeture des paupières.

• Redressement du terrain spasmodique

Le redressement du terrain spasmodique vise à corriger les troubles métaboliques et neuropsychologiques. Ils témoignent, toutefois, d'un état de carence en minéraux, particulièrement le calcium et le magnésium, principalement lié à un déséquilibre nutritionnel.

Rappelons, que le manque de magnésium occasionne l'hyperexcitabilité nerveuse et musculaire, avec survenue de crampes, fourmillements, sensibilité exagérée au stress, spasmes artériels, insomnies, augmentation du rythme cardiaque, réactions allergiques, vertiges, migraines, anxiété, hyperémotivité, fatigue psychique et musculaire, refroidissement des extrémités par temps froid et humide (syndrome de Raynaud).

Il est donc conseillé d'utiliser des sels minéraux, du magnésium, du calcium, de la vitamine D et du phosphore. Les oligo-éléments ont une place prédominante de par leurs effets métaboliques au niveau de nos enzymes (manganèse, lithium...).

Le traitement de fond comprendra :
1°) le matin au réveil en perlinguale :
1 ampoule de Lithium + 1 ampoule de Manganèse

2°) Au début des deux principaux repas : 1 mesure de 0,35 ml

Calcarea fluorica, Ostreica et Crescentis à	2 DH	àà	5 g
Calcarea phosphorica	2 DH		10 g
Osseinum et Silicicea	2 DH	àà	5 g
Thymusinum et Surrenine	2 DH	àà	5 g
Gluconate de Fer et Cuivre		àà	0,005 g
Saccharum lacti aromatisé		QSP	100 g

Au moment des crises (spasmophilie, tétanie), on peut conseiller au patient : 5 granules de Cuprum metallicum 15 CH en perlinguale.

› Le système neurovégétatif

Avant d'évoquer les deux prochains terrains, orthosympathique et vagotonique, nous allons rappeler quelques notions relatives au système neurovégétatif, système nerveux qui est essentiellement moteur et qui contrôle les activités inconscientes.

– Relation du système neurovégétatif avec les centres supérieurs cérébro-spinaux

Les réflexes végétatifs échappent normalement au contrôle de la volonté. Cependant, le fonctionnement des centres supérieurs peut influencer les organes de nutrition. Des phénomènes d'observation courante le prouvent. Ainsi, la rougeur ou la paleur émotive, ou encore les troubles intestinaux ou urinaires consécutifs à la frayeur montrent que les couches optiques tout au moins (centres des émotions), sinon le cortex, peuvent envoyer des influx aux filets végétatifs effecteurs vasomoteurs, sécréteurs et viscéraux (par l'intermédiaire des centres végétatifs de l'hypothalamus).

D'autre part, les réflexes végétatifs sont, en général, étrangers à la conscience. Cependant, il existe une sensibilité viscérale, qui s'explique par l'existence des fibres efférentes qu'envoient les centres végétatifs supérieurs au thalamus (et peut-être même au cortex, comme semblent l'indiquer les troubles psychiques qu'on observe dans les lésions du *tuber cinereum*)

Les sensations viscérales sont obtuses, vagues et mal localisées, comme la faible impression que produit le contact des aliments sur les parois de l'estomac. Ces sensations sont du domaine de la cénesthésie, c'est-à-dire qu'elles contribuent à donner au sujet la connaissance de son état physiologique, procurant le bien-être quand les fonctions végétatives s'effectuent normalement, et le malaise quand elles sont troublées. À l'état pathologique, ces sensations peuvent devenir douloureuses : les douleurs viscérales peuvent être vives (coliques), mais elles restent mal localisées. On voit donc que le système cérébro-spinal et le système neurovégétatif présentent des rapports fonctionnels qui s'exercent dans les deux sens.

– Antagonisme entre orthosympathique et parasympathique

Nous avons dit que le système neurovégétatif adapte à chaque instant l'automatisme des organes de nutrition aux besoins momentanés de l'individu considéré comme un tout. Dans cette action intégrative, les deux systèmes, orthosympathique et parasympathique, qui agissent simultanément sur un organe donné, exercent, d'une façon générale, une influence opposée.

Ainsi, l'excitation de l'orthosympathique accélère le rythme cardiaque et fait se contracter les muscles lisses des vaisseaux sanguins (d'où augmentation de la pression artérielle), inhibe les mouvements péristaltiques de l'intestin et contracte les sphincters, dilate la pupille. Au contraire, l'excitation du parasympathique ralentit le rythme cardiaque et dilate les vaisseaux sanguins, en relâchant la contraction de leurs fibres musculaires (d'où diminution de la pression sanguine), excite la motricité intestinale et relache les sphincters, rétrécit la pupille.

Normalement, il existe un certain tonus des centres neurovégétatifs, et l'orthosympathique et le parasympathique se font équilibre, un juste balancement existant entre les influences excitatrices et modératrices.

Mais cet équilibre peut être rompu (il l'est notamment sous l'action des hormones sécrétées par les glandes endocrines), et la balance penche en faveur de l'un ou l'autre des systèmes, que l'un d'eux soit anormalement excité, ou que l'autre le soit insuffisamment. L'état du sujet est alors plus ou moins troublé.

Si l'action de l'orthosympathique est prépondérante, on dit qu'il y a sympathicotonie ; si c'est le parasympathique qui l'emporte, on dit qu'il y a vagotonie (le vague étant le principal nerf parasympathique). Chacun des deux états est caractérisé par certains symptômes particuliers et par une sensibilité plus grande aux poisons qui agissent sur le tonus de l'un ou de l'autre système. D'ailleurs, il y a souvent excitation anormale des deux systèmes (hyperneurotonie), produisant des troubles complexes.

› Terrain vagotonique

• Image irienne caractéristique

Le liseré péripupillaire est foncé et large, la collerette est nette et élargie, traversée parfois par des radii solari. On peut éventuellement observer également, un myosis égal ou inférieur à 2 mm.

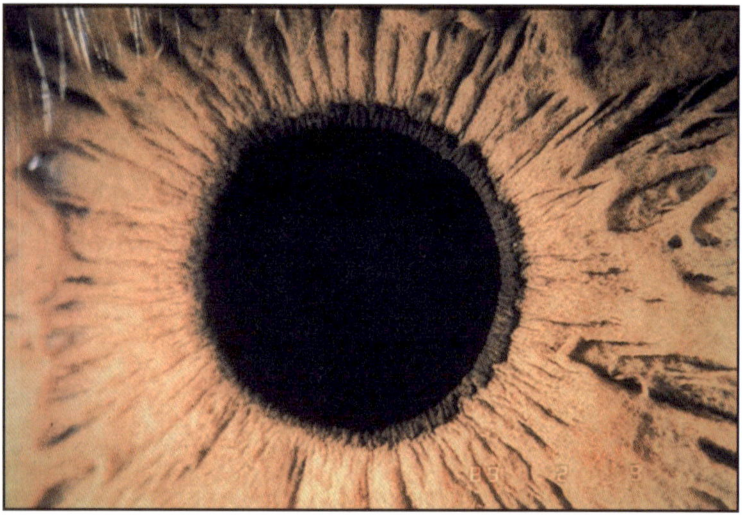

Image irienne du terrain vagotonique.

Le terrain vagotonique est une disposition à la dystonie neurovégétative ou le système parasympathique en hyperfonction prédomine par rapport au système orthosympathique de façon permanente ou alternante.

La notion de vagotonie regroupe tous ces états constitutionnels dans lesquels existent une augmentation du tonus du système vague et une irritabilité de sa distribution anatomique.

Il existe parfois des états vagotoniques dissociés, localisés, où la vagotonie prédomine sur un organe : ulcères d'estomac, asthme bronchique, constipation spasmodique, par exemple.

• Interprétation de l'anneau pupillaire

L'anneau pupillaire est un cercle de couleur marron qui entoure toute la pupille. Cet anneau évoque, selon son épaisseur, l'état du système parasympathique.

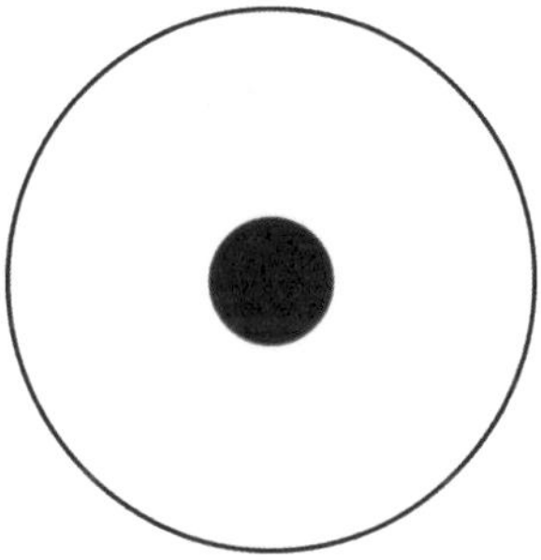

Anneau pupillaire fin

Système parasympathique
normal, excellent indice de
bon fonctionnement.

Anneau pupillaire moyen

Système parasympathique
en dysfonctionnement
Hyperfonction faible

Anneau pupillaire très épais

Système parasympathique
en dysfonctionnement
Hyperfonction exagérée

L'hyperexcitabilité du vague au cours de la recherche du réflexe oculo-cardiaque détermine un ralentissement du pouls de plus de douze pulsations à la minute chez le vagotonique. Au même moment, le rythme respiratoire est modifié et l'appareil digestif peut participer aux réactions de ce réflexe. Ces effets du réflexe oculo-cardiaque font connaître un certain nombre de signes de la vagotonie, ceux qui démontrent l'existence de la freination, fonction principale du parasympathique.

Le vagotonique est pâle, de teint mat. Il ne rougit pas facilement. Sa face est souvent chaude, ses mains moites cyanosées, souvent froides, ses pieds froids. Son attitude est prudente, réservée. Dans les périodes de détente, il apparaît calme, maître de lui, extériorisant moins ses réactions émotionnelles ou ses colères que le sympathicotonique. Mais ce calme n'est parfois qu'une façade qui cache les émois en profondeur d'une sensibilité dont le vagotonique garde pour lui le secret.

S'il est moins actif que le sympathicotonique, son activité est plus régulière, mieux contrôlée. Son sommeil est tranquille et profond tant qu'il n'est pas anxieux. Dans les périodes de malaise, il se plaint de douleurs précordiales avec ralentissement du pouls, de brûlures d'estomac calmées par le repos.

La diarrhée alterne avec la constipation et les signes de l'entérocolite muco-membraneuse apparaissent après les erreurs de régime, le surmenage, les émotions, les changements de climat. Le matin, à jeun, il souffre de nausées, de vertiges, de tendances syncopales si le tonus vagal est fort. Il craint la navigation et les voyages en avion, les voyages en chemin de fer ou en automobile, s'il doit voyager à reculons.

La fente palpébrale est large, les pupilles sont petites et l'adrénaline ne provoque pas la mydriase. La pression artérielle, légèrement basse, baisse facilement sous l'influence des causes qui augmentent l'excitabilité vagale.

En clinique, la vagotonie, sous l'influence de causes diverses (terrain, émotions, traumatismes, etc.), peut être troublée d'une façon constante ou par crises. Elle comporte alors une part d'angoisses. Sous la forme la plus légère, l'angoisse se manifeste comme un malaise imprécis et général. À un degré de plus, serrement (pseudo-angor) général ou localisé, céphalée frontale et occipitale, boule laryngée, griffe précordiale, points précordiaux, barre thoracique, angoisse génitale en sont les symptômes. En même temps, le sommeil est troublé par les cauchemars, interrompu par des réveils pénibles.

L'angoisse et la vagotonie évoluent parallèlement dans les cas où les rapports du physique et du moral sont en dépendance étroite et ne sont pas troublés par d'autres facteurs. Le parallélisme de l'angoisse et de la vagotonie peut être retrouvé chez les femmes pendant la semaine qui précède les règles et au cours des premiers mois de grossesse.

Des nausées, une aggravation de la constipation, des troubles hépatiques transitoires coïncident alors avec un retour d'idées fixes, d'obsessions, de phobies : crainte de se faire du mal ou d'en faire aux autres, crainte de sortir, de rester chez soi, etc.

Si l'évolution est favorable ou traitée convenablement, la vagotonie s'atténue progressivement ou rentre dans un rythme coutumier du sujet, c'est-à-dire revient au stade latent. Le début et la fin de l'accès sont alors brusques, comme on le constate aussi bien dans la migraine que dans la cyclothymie. Rapellons que la cyclothymie est un trouble mental, d'origine variable, caractérisé par la succession de phases d'abattement et de tristesse, et de périodes d'optimisme, d'excitation intense et d'intense activité. Dans sa phase extrême, la cyclothymie peut faire craindre une crise mélancolique dont le traitement doit avoir lieu en milieu spécialisé.

D'après un certain nombre de chercheurs, l'activité vagale normale renforcerait les fonctions assimilatrices du foie et, en premier lieu, la fonction glycogénique. L'activité orthosympathique renforcerait les fonctions de dé-sassimilation. Un certain tonus orthosympathique est indispensable pour le maintien de la fonction antitoxique du foie qui diminue avec la vaso-dilatation des vaisseaux. Dans le domaine digestif, plus qu'ailleurs, le vague représente la partie du système végétatif qui économise les échanges de frénation et accumule les réserves.

• Redressement du terrain vagotonique

L'objectif du redressement du terrain vagotonique sera de freiner le nerf vague ou parasympathique.

1°) Le matin au réveil :
1 ampoule de Manganèse-Cuivre-Cobalt, en perlinguale,

2 - au début des trois principaux repas : 25 gouttes de la formule suivante dans un peu d'eau :

Gluconate de CU et Mn		àà	5 DH
Phosphoricum acidum	2 CH		2 ml
Alfalfa, gentiana	TM	àà	2,5 ml
Avena sativa	TM	àà	3 ml
Nux vomica	3 CH		2 ml
China regia	TM	QSP	30 ml

3 - au milieu des trois principaux repas : (action parasympatholitique)
1 gélule de gentiane
1 gélule de lavande
1 gélule de bouillon blanc

Sur le plan hygièno-diététique, les vagotoniques doivent tenir compte dans leur ration alimentaire d'un apport non négligeable des vitamines du groupe B et PP qui sont :

– germe de blé ;
– les céréales complètes ;
– le poisson, la viande de porc ;
– la levure, aliments complets ;
– les œufs ;
– les laitages.

Progressivement, réduction de tous les excitants : café, thé, cacao, l'alcool sous toutes ses formes.

Les séances de yoga semblent être une thérapie de soutien très bénéfique dans les différentes formes de la dystonie neurovégétative.

› Terrain sympathicotonique : cause endogène

• Image irienne caractéristique

Lorsque la collerette est blanche, en zigzag, très apparente, cela évoque le terrain sympathicotonique dont la cause endogène est une disposition à une sécrétion excessive d'adrénaline par la glande surrénale (médullosurrénale).

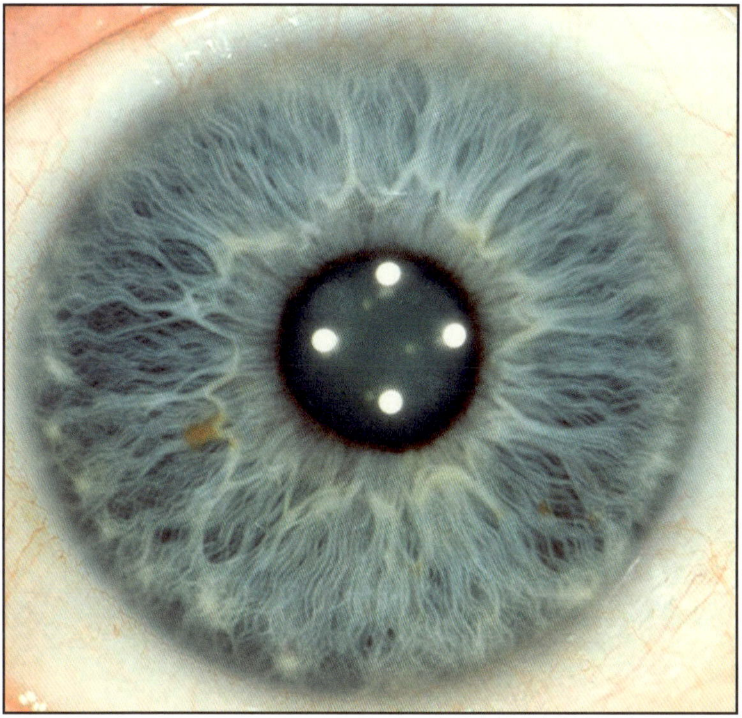

Image irienne du terrain sympathicotonique (cause endogène).

Le terrain sympathicotonique est une disposition à la dystonie neurovégétative où le système orthosympathique en hyperfonction prédomine par rapport au système parasympathique, soit de façon permanente ou alternante. Le nerf sympathique est stimulé par l'adrénaline sécrétée par les glandes surrénales et plus précisément la médullosurrénale, laquelle possède chez certains sujets une anomalie pouvant produire une sécrétion plus élevée. Les signes objectifs de sympathicotonie sont les suivants : un réflexe solaire positif, l'exagération des effets de l'adrénaline et la tendance à l'exagération générale des réactions sudorale et pilomotrice.

Le type vasomoteur se présente ainsi : « C'est un sujet présentant une forte tachycardie et très peu de malaises subjectifs, avec exophtalmie, présentant une mydriase, sans sécrétion lacrymale, sans sueurs ni diarrhée, avec tendance à la fièvre, qui a toujours chaud ; il a une mydriase après l'épreuve d'adrénaline de même que de la glycosurie alimentaire adrénalitique, il ne réagit pas à la pilocarpine et supporte mal l'atropine. »

Le pH urinaire acide est de 4,5 à 5, la tension artérielle est plus ou moins haute, mais au-dessus de la normale. Le besoin d'eau de ses cellules est médiocre. Il aime l'air avec un degré hygrométrique bas et chargé d'électricité négative. Ce type de sympathicotonique se rapproche des hyperthyroïdiens. L'examen du secteur thyroïdien entre10 h et 10 h 30 dans l'iris droit et entre 1 h 30 et 2 h dans l'iris gauche, doit être effectué pour éventuellement y découvrir des anomalies (lacune ou ogive) pouvant montrer un dysfonctionnement.

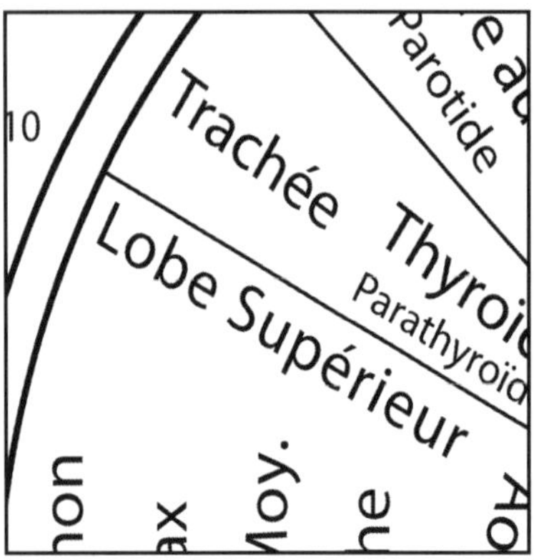

Iris droit secteur de la thyroïde entre 10 h et 10 h 30.

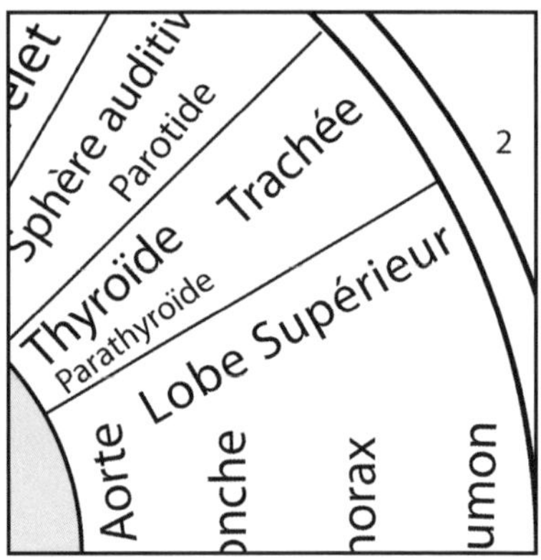

Iris gauche secteur le la thyroïde entre 1 h 30 et 2 h.

D'autres proposent un tableau un peu différent, surtout en ce qui concerne les réactions sécrétoires.

Ce sont des sujets au teint habituellement animé, présentant des réactions vasomotrices particulièrement vives de la face et à l'érythème pudique, ainsi qu'aux vasoconstrictions périphériques, apparaissant à l'occasion du froid ou de l'émotion. Ils ont de fortes réactions sudorales et pilomotrices. Le travail digestif et intestinal est plutôt ralenti, les urines abondantes et claires.

Sur le plan nerveux, on note la vivacité des réflexes, l'intensité des réactions émotives, parfois l'irritabilité coléreuse, un sommeil plutôt superficiel et nerveux, une résistance à la fatigue et au mal de mer. Les dyspnées, les tachycardies, les poussées d'hypertension spasmodique peuvent compliquer la sympathicotonie. Ces deux descriptions forment des tableaux différents. L'un et l'autre opposent de nombreux traits aux descriptions de la vagotonie.

Dans le cas du dépistage d'un terrain orthosympathicotonique, il est nécessaire d'examiner attentivement le secteur surrénalien qui est situé entre 5 h et 5 h 30 dans l'iris droit et entre 6 h 30 et 7 h dans l'iris gauche.

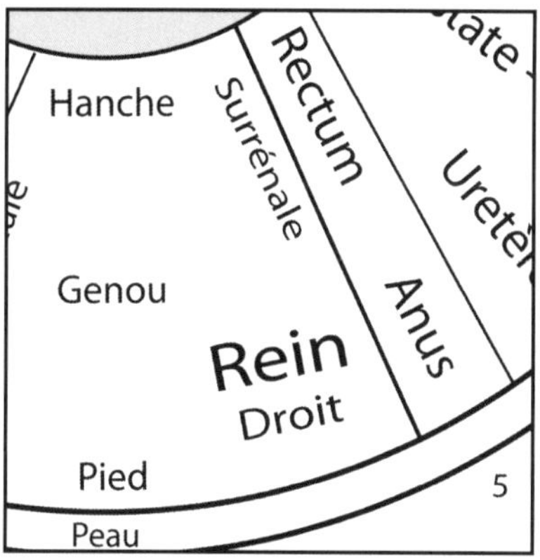

Iris droit secteur surrénalien entre 5 h et 5 h 30.

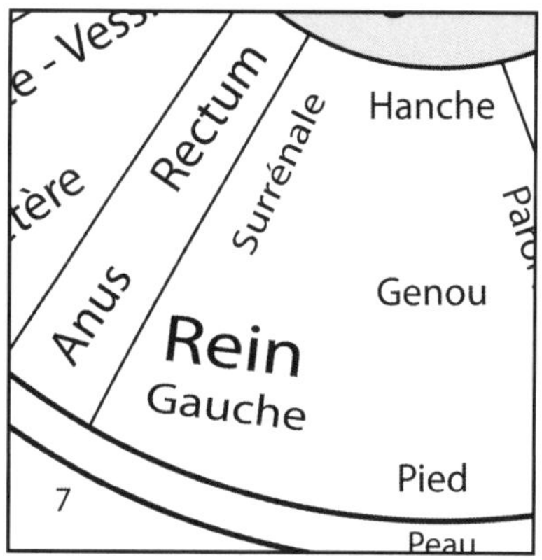

Iris gauche secteur surrénalien entre 6 h 30 et 7 h.

• Redressement du terrain sympathicotonique

Le terrain sympathicotonique peut provenir de deux causes, l'une endogène, par excès de sécrétion d'adrénaline par la glande surrénale, l'autre exogène déclenchée par un dépôt d'acide pyruvique sur la fibre nerveuse. Dans l'une ou l'autre des causes, il faudra, bien entendu, freiner le sympathique en prescrivant des agents que l'on appelle des sympathicolytiques et qui contiennent des substances qui inhibent les effets de la stimulation du système nerveux sympathique.

1- Le matin au réveil :
1 ampoule de Lithium oligosol, en perlinguale.

2 - Au début des trois principaux repas :

Gluconate de Zinc			5 DH
Crataegus oxycantha			2 DH
Ignatia, Gelsemium, coffea cruda		àà	4 CH
Belladona, Nyckterinia		àà	4 CH
Hyoscyamus niger	5 CH	àà	QSP 7 ml
Passiflora TM		àà	QSP 30 ml

2 - Au milieu des deux principaux repas :
1 gélule de vitamine B complexe 50.

Sur le plan hygiéno-diététique :

– les sujets sympathicotoniques doivent tout particulièrement tenir compte, dans leur ration alimentaire, d'un apport non négligeable des vitamines du groupe B et PP : levure, aliments complets, le germe de blé, le foie et les abats (sans exagération), les céréales complètes, les œufs, le poisson, la viande de porc, les laitages ;

– progressivement, réduction de tous les excitants : café, thé, cacao, l'alcool sous toutes ses formes ;

– les séances de yoga semblent être une thérapie de soutien très bénéfique dans les différentes formes de la dystonie neurovégétative.

› Terrain des arthropathies inflammatoires : arthrite

• Les différents grades de la constitution lymphatique

Les sujets qui possèdent une constitution lymphatique sont potentiellement prédisposés à souffrir de rhumatismes inflammatoires. Dans la plupart des cas, il s'agit fort heureusement, d'arthrite simple. Au cours de nos observations, nous avons défini, pour la constitution lymhatique, deux grades que nous allons décrire ci-après.

1°) La constitution lymphatique du premier grade

L'iris est bleu très clair, il n'y a pas de taches métaboliques. Ces patients souffrent, la plupart du temps, d'arthrite simple, sans évolution vers la chronicité. Il s'agit simplement de petits rhumatismes dont l'origine est une stagnation exagérée des déchets métaboliques au niveau articulaire.

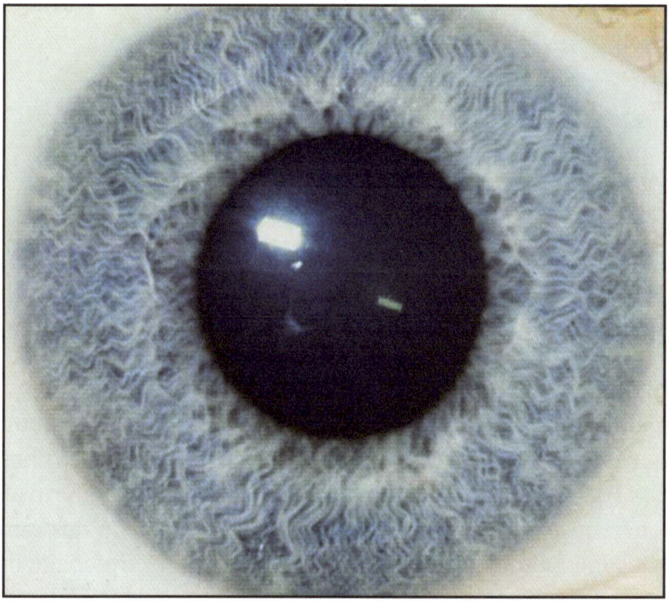

Image irienne représentant le premier grade de la constitution lymphatique.

2°) La constitution lymphatique du deuxième grade

Toujours dans le cadre rhumatismal, l'iris est bleu clair, et on observe des flocons blancs et/ou jaunâtres représentant une disposition à l'accumulation exogène (c'est à dire venant de l'extérieur) de déchets métaboliques acides à tous les niveaux de l'organisme, et plus spécialement au niveau articulaire. Ces patients souffrent de rhumatismes plus profonds que ceux du premier grade, sans toutefois devenir véritablement chroniques.

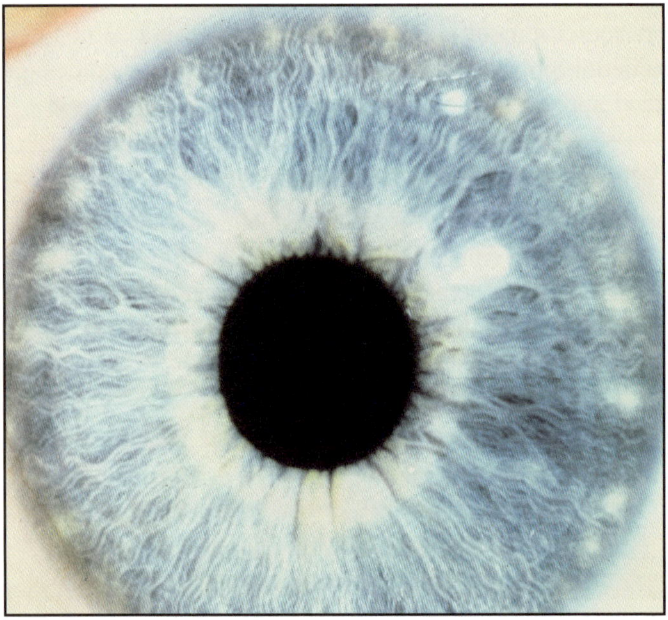

Image irienne représentant le deuxième grade de la constitution lymphatique.

Notons que, dans cette constitution, l'accumulation de l'acide urique et pyruvique non dégradé est propice à l'apparition d'un phénomène inflammatoire. Rappelons aussi que l'acide pyruvique est un déchet métabolique de la cellule nerveuse qui, en l'absence de catalyseurs (manganèse, phosphore) et de vitamines B, s'accumule sous forme de microcristaux de pyruvates le long des gaines nerveuses du système sympathique et au niveau des ramifications nerveuses des muqueuses avec, pour conséquence, un surmenage du système nerveux sympathique et une production trop importante d'histamine provoquant de l'allergie.

› Terrain des arthropathies inflammatoires : arthrite

• Image irienne caractéristique

Elle donne l'aspect de la roue de bicyclette de Bourdiol, dans les pathologies chroniques des arthropathies inflammatoires, comme dans la polyarthrite rhumatoïde, par exemple.

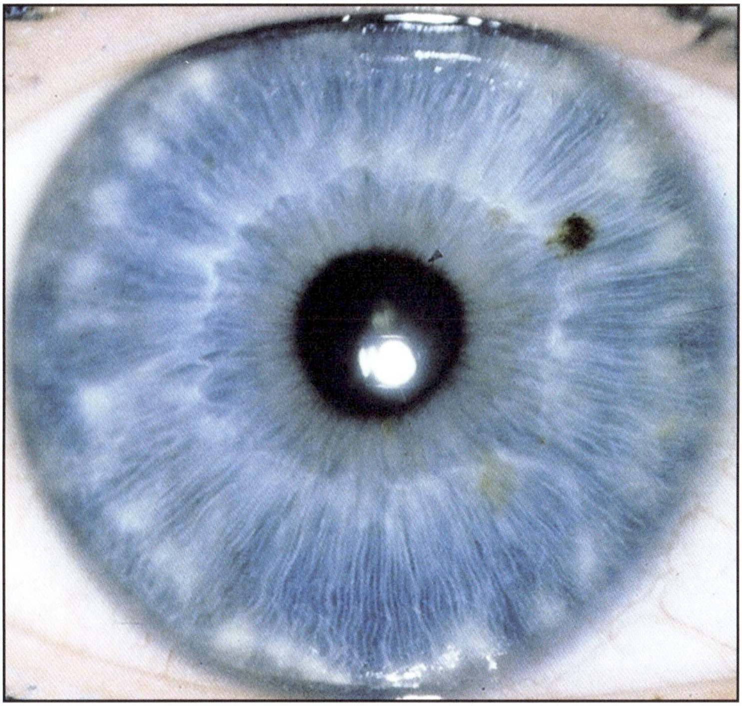

Image irienne du terrain des arthropathies inflammatoires.

Nous retrouvons cette image dans 60 % des cas de rhumatismes inflammatoires débutants et allant vers la chronicité, polyarthrite rhumatoïde spondylarthropathies, lupus érythémateux, rhumatisme psoriasique.

• Phénomènes d'apparition des arthrites

L'hypothèse de la surcharge alimentaire globale a souvent été évoquée par certains naturopathes ; il s'agirait, d'une manière générale, de l'indigestion intoxication due aux inhibiteurs de digestion, aux aliments surindigestes qui favoriseraient l'augmentation des « fermento putrescences » dans l'intestin et qui, allant, permettraient « la prolifération de certaines bactéries pathogènes au pouvoir latent », notamment à l'intérieur des articulations. Bien que cette hypothèse puisse être éventuellement un facteur aggravant, elle n'a jamais été formellement démontrée de manière satisfaisante.

La thèse génétique semble plus cohérente ; en effet, il faut savoir que chez les malades souffrant de maladies rhumatismales de type inflammatoire, notamment la polyarthrite rhumatoïde évolutive, un facteur particulier exerce une fonction de type anticorps à l'égard des immunoglobulines G que l'on appelle facteur rhumatoïde et que l'on retrouve chez 80 % des malades au bout d'un an d'évolution de la maladie.

D'une manière générale, la présence du facteur rhumatoïde a pour conséquence la libération massive dans le liquide articulaire de polynucléaires qui, avec les macrophages, phagocyteraient les immuns complexes. Cela provoquerait alors la libération d'enzymes des lysosomes cellulaires (hydrolase) qui déterminerait le phénomène inflammatoire du tissu articulaire. Cette activité pernicieuse occasionnerait, de ce fait, un désordre vis-à-vis des éléments auto-immuns IgM anti IgG qui existent dans le liquide articulaire.

Les arthrites d'origine inflammatoire ont toutes les mêmes particularités :
1°) la lésion primitive des arthrites se situe au niveau de la synoviale qui prolifère et peut s'étendre au niveau des éléments articulaires et para-articulaires sous-jacents ;

2°) la douleur (dite de stase) est augmentée par la position couchée, l'immobilité, comportant souvent une recrudescence nocturne vers 3 ou 5 heures du matin. Cette douleur nocturne est spontanée, obligeant le malade à se lever.

Cette douleur est due essentiellement à la stagnation sanguine en position allongée et allant à la non-évacuation des différents déchets logés dans les articulations. Cette douleur est calmée par l'activité du début de la journée et reprend inconstamment, le soir, avec la fatigue ;

3°) on note souvent, dans les arthrites aggravées, une fatigue, une petite fièvre (fébricule), parfois un amaigrissement. Il existe en plus de la douleur située sur l'articulation malade un gonflement, une rougeur cutanée, parfois une hyperthermie locale. L'épanchement liquidien est fréquent.

Par ailleurs, la glande surrénale (partie médullosurrénale) sécrète du cortisol dont on connaît, entre autres, l'effet anti-inflammatoire. Parfois, chez certains sujets, cette sécrétion est insuffisante et c'est une des causes probables de certaines arthrites.

Pour cela, devant toute arthrite, il convient d'examiner le secteur surrénalien qui est situé entre 5 h et 5 h 30 dans l'iris droit et entre 6 h 30 et 7 h dans l'iris gauche.

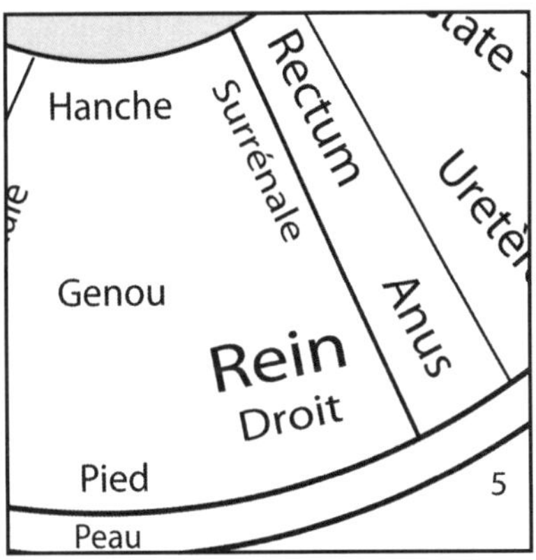

Iris droit secteur surrénalien entre 5 h et 5 h 30.

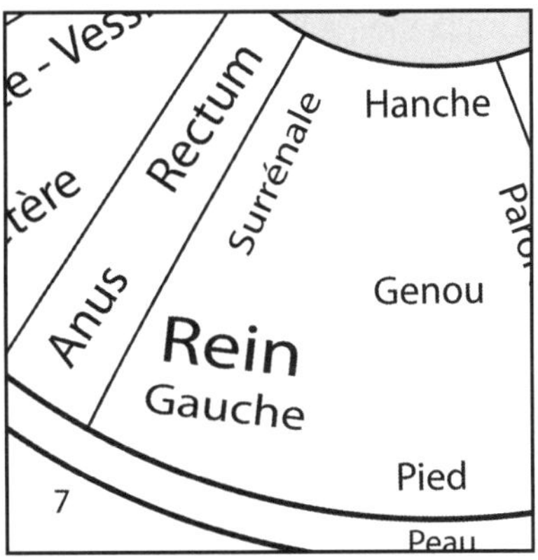

Iris gauche secteur surrénalien entre 6 h 30 et 7 h.

• Redressement du terrain des arthropathies inflammatoires

Lutter contre l'arthrite tend à la fois :
– à freiner le phénomène de l'inflammation articulaire ;
– à combattre la destruction progressive de l'articulation ;
– à soutenir le système immunitaire du sujet.

Drainage avant le traitement de fond de l'arthrite (six semaines)
1°) Au début des trois principaux repas, 25 gouttes dans un peu d'eau :

Ribes nigrum, vitis vinifera	àà	TM
Taraxacun officinalis, bryonia alba	àà	TM
Equisetun arvense, Sylibum marianum	àà	TM
Tilia sylvestris, Fragaria vesca	àà	TM
Salix alba, Betula alba	àà	TM
	àà	QSP 125 ml

Exemple d'un traitement journalier de l'arthrite après drainage
Traitement à suivre pendant trois mois :
2°) Au début des trois principaux repas dans un peu d'eau :

Gluconate de CU et MN	àà	5 DH
Arnica montana, bryonia alba	àà	4 CH
Colchicum, Dulcamara	àà	4 CH
Colocynthis, Rhus toxicodendron	àà	4 CH
Ledum paluste, Uric acidum	àà	4 CH
Apis mellifica		3 CH
	àà	QSP 30 ml

3°) Au milieu des trois principaux repas :
2 gélules d'Harpagophytum 400 mg (anti-inflammatoire)
2 gélules de *shii-také* 275 mg (immunoprotecteur)

Réduction des aliments riches en purines : les abats, les gibiers, les crustacés, les coquillages.

› Terrain des arthropathies dégénératives (Arthrose)

• Image irienne caractéristique

Dans tout l'iris, la trame s'étire en filaments (trame filamenteuse).

Plus ce signe est évident, plus l'arthrose est diffuse.

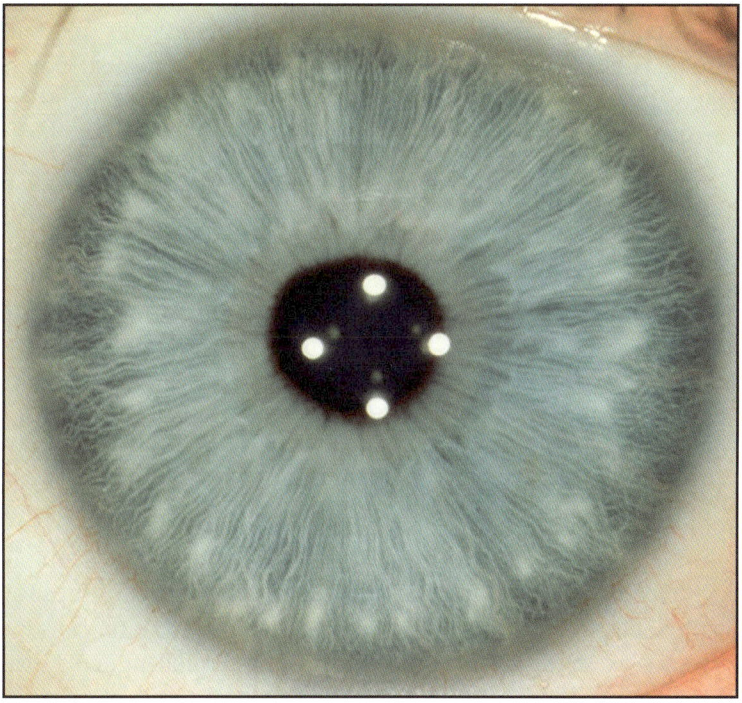

Image irienne des arthropathies dégénératives.

On retrouve cette image irienne caractéristique, principalement chez les sujets atteints d'arthrose d'origine génétique. Il est évident que plus ce terrain est dépisté jeune, plus on pourra limiter l'étendue des lésions arthrosiques.

L'arthrose est un rhumatisme dégénératif d'origine génétique et/ou traumatique très fréquent, représentant une sénescence articulaire prématurée dont les lésions anatomiques consistent en des altérations destructrices des cartilages articulaires associées à des lésions prolifératives du tissu osseux sous-jacent.

• Mécanisme de la maladie

La lésion biochimique de l'arthrose est une déperdition des complexes protéino-polysaccharides de substance fondamentale. Ce sont les chondroïtes sulfates qui diminuent le plus. Il y a un parallélisme entre la sévérité de l'arth rose et la chute des chondroïtes sulfates. Les lésions apparaissent dans les zones où les contraintes mécaniques sont les plus importantes (région polaire supérieure de la tête fémorale). Au début, il s'agit d'un simple dépoli du tissu cartilagineux qui apparaît jaunâtre et sec, à la fois plus mou et moins élastique qu'un cartilage normal.

Ce cartilage se fissure en certains points et entre ces fissures, qui sont souvent profondes, des fragments de cartilage se détachent dans la cavité articulaire, ce qui entraîne des érosions, puis des ulcérations et finalement la mise à nu de l'os sous-chondral. Ce dernier apparaît le plus souvent poli, brillant comme de la porcelaine.

La douleur de l'arthrose est de type mécanique, augmentée le matin au « dérouillage », mais pas plus de trente minutes. Elle est d'une très grande intensité en fin de journée et calmée par le repos.

Les facteurs génétiques peuvent intervenir en créant une dysmorphie articulaire génératice de microtraumatismes, comme dans la coxarthrose sur malformation luxante. Ce mécanisme étant exclu, leur intervention dans la génèse des arthroses n'est évidente que dans l'arthrose interphalangienne distale qui est de transmission dominante autosomique chez la femme et récessive chez l'homme.

L'obésité est fréquente dans certaines arthroses humaines, en particulier celle des genoux. On admet communément qu'elle intervient mécaniquement.

• Rôle de l'hypophyse dans l'arthrose

L'hypophyse comprend un lobe antérieur et un lobe postérieur aisément individualisables. Son poids moyen est de 0,6 gr. L'hormone antidiurétique ou ADH est une hormone essentielle pour régler l'équilibre normal de l'eau dans l'organisme. L'hormone antidiurétique, également appelée vasopressine, est produite par l'hypothalamus qui est une structure possédant des propriétés nerveuses et hormonales à la fois, située au centre du cerveau.

L'hormone antidiurétique est ensuite stockée dans la partie arrière de la glande hypophyse avant d'être libérée et d'agir sur le tubule rénal (zone précise participant à la filtration du sang pour donner l'urine : la deuxième partie du néphron faisant suite au glomérule). En cas de dysfonctionnement génétique mineur ou majeur de l'hypophyse, notamment s'il existe une frénation de la sécrétion de vasopressine (hormone antidiurétique), l'organisme est, de ce fait, mal hydraté et il est alors possible d'observer un retentissement sur le système ostéoarticulaire induisant la maladie arthrosique.

Dans ce cas, on observe parfois, dans le secteur cérébral des iris droit et gauche à 12 heures, une lacune ouverte ou fermée représentant une faiblesse hypophysaire.

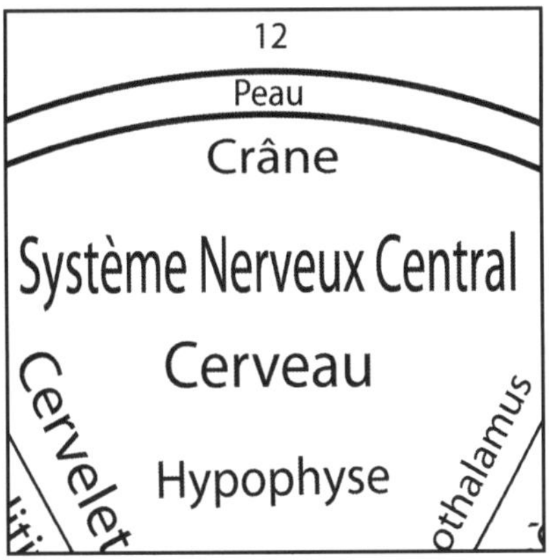

Secteur de l'hypophyse à 12 h dans les iris droit et gauche.

• Redressement du terrain des arthropathies dégénératives

D'une manière générale, les biothérapies n'ont pas la prétention première de régénérer le cartilage détruit ; elles permettent, quand cela est possible, de limiter l'évolution de la maladie arthrosique et de soulager les douleurs du malade.

Dans la maladie arthrosique, il conviendra, avant tout :
– de rééquilibrer le milieu synovial et le métabolisme du cartilage ;
– d'éviter l'obésité et de corriger celle-ci, si elle existe.

Ce traitement est à prescrire trois mois, à renouveler deux fois par an.
1°) Le matin au réveil :
1 ampoule oligosol de manganèse-cobalt,
1 ampoule oligosol de cuivre-or-argent,
1 ampoule oligosol de soufre.

2°) Au début des deux principaux repas :
1 comprimé de glucosamine chondroïtine E 500 mg,
1 gélule de sélénium 20 µg + vitamine E (5 mg) + levure de bière.

Il conviendra aussi d'assurer une bonne désintoxication de l'organisme pour empêcher l'accumulation de certains déchets métaboliques qui, par leur attrait caractéristique pour différents oligo-éléments, jouent le rôle de chélateur, et notamment ceux des métabolismes intermédiaires glucidiques (acide pyruvique, acide lactique) et protidiques (acide urique, créatinine, créatine) anormalement élevés chez les rhumatisants.

Il faudra aussi tenir compte de l'état du système endocrinien, notamment de l'hypophyse (qui joue un rôle antidiurétique et, allant, permet une bonne hydratation du système locomoteur).

Les massages aux huiles essentielles permettront de décontracter l'articulation atteinte, mais, surtout, ils procureront un effet bénéfique sur la circulation locorégionale.

› Terrain des ostéopathies métaboliques : déminéralisation

• Image irienne caractéristique

Dans l'iris fibrillaire (bleu), la trame paraît délavée, lâche, hyperacide ; les fibres sont parfois tordues et blanches.

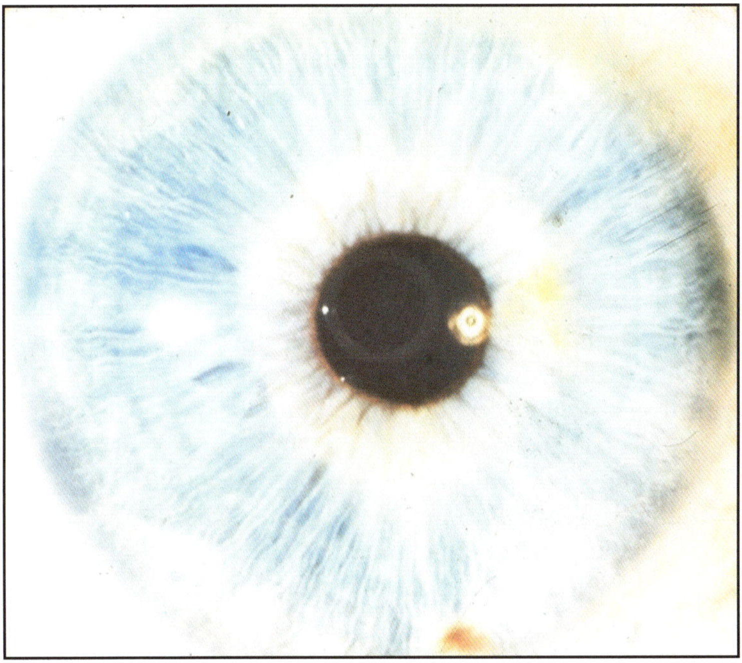

Image irienne des ostéopathies métaboliques.

Le terrain des ostéopathies métaboliques est une disposition à l'élimination d'une quantité exagérée de substances minérales se traduisant notamment par de l'ostéoporose (calcium, potassium, phosphore, sodium etc.). Autrement dit, il s'agit là d'une perte, par le tissu osseux composant le squelette, de ses éléments minéraux, essentiellement le phosphore et le calcium.

Dans le cadre du terrain irien des ostéopathies métaboliques, on retrouve quatre grands groupes de décalcifications osseuses :

- les ostéoporoses caractérisées par la raréfaction et la diminution des travées osseuses, par ailleurs normalement minéralisées, mais avec diminution globale de la masse osseuse ;
- les hyperparathyroïdies primitives ou secondaires. Ce processus destructeur prédomine sur le processus formateur resté normal ;
- les ostéomalacies : la trame protéique est de volume normal, mais il y a défaut de fixation minérale sur cette trame (résistance de la vitamine D) ;
- les ostéoses décalcifiantes malignes.

En ce qui concerne l'ostéoporose, il en existe plusieurs types :

1°) l'ostéoporose sénile, qui se rencontre principalement chez des sujets de plus de 70 ans de sexe féminin ;

2°) l'ostéoporose post-ménopausique, qui apparaît vers l'âge de 55-60 ans, dix ans environ après la ménopause. Des statistiques montrent que de nombreuses femmes en sont affectées ;

3°) l'ostéoporose secondaire a différentes pathologies :
- l'ostéoporose des maladies endocriniennes (hyperparathyroïdie, acromégalie, hypercorticisme pathologique ou iatrogène, hyperthyroïdie, diabète sucré, insuffisance génitale) ;
- l'ostéoporose du sujet immobilisé ; l'ostéoporose génétique, notamment la maladie de Lobtein ;
- l'ostéoporose idiopathique, affectant un type de diabète calcique primitif, mais concomitant avec une déminéralisation osseuse ;
- l'ostéoporose métabolique moins fréquente, que l'on retrouve parfois dans l'alcoolisme, le tabagisme (intoxication cadmique), le diabète, etc.

Devant une ostéoporose, on recherche dans le secteur parathyroïdien entre 10 h et 10 h 30 dans l'iris droit, et entre 1 h 30 et 2 h dans l'iris gauche, s'il existe une ogive ou une lacune témoignant d'un dysfonctionnement de cet organe, particulièrement une hyperthyroïdie.

L'hyperparathyroïdie provoque une décalcification des os et une augmentation du calcium dans le sang. Les signes osseux sont des douleurs osseuses, fixes ou non, souvent intenses, accentuées par la pression des os. Des fractures spontanées sont possibles. Des complications rénales de l'hypercalcémie (lithiase rénale avec coliques néphrétiques, néphrocalcinose) sont fréquentes.

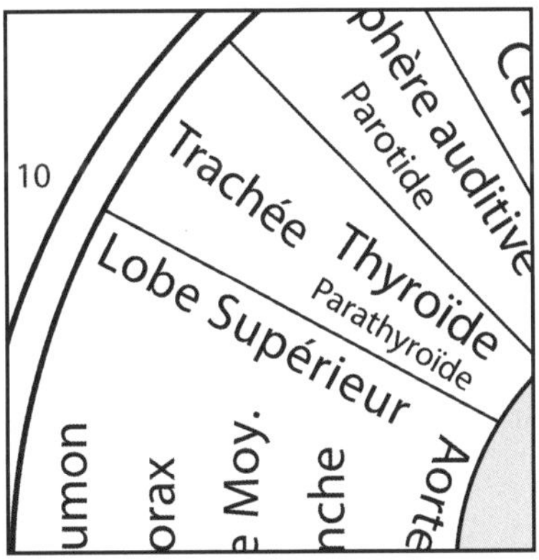

Iris droit secteur parathyroïdien entre 10 h et 10 h 30.

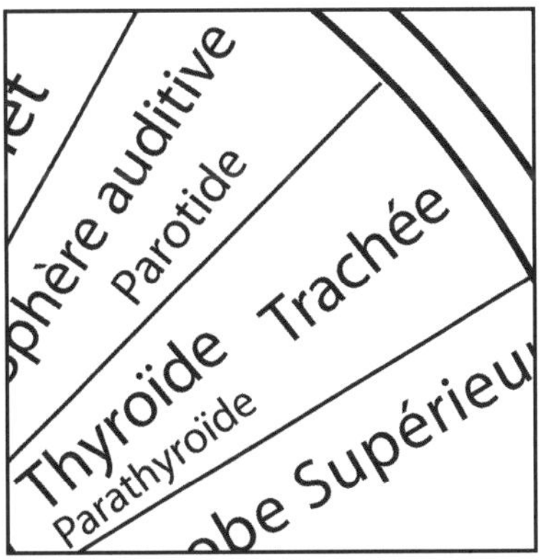

Iris gauche secteur parathyroïdien entre 1 h 30 et 2 h.

Les parathyroïdes sont des glandes de petite taille au nombre de quatre, situées dans le cou, accolées à la glande thyroïde qui sécrète une hormone, la parathormone. L'action de la parathormone est triple :

– au niveau des reins, elle favorise la réabsorption du calcium pour le déposer dans le circuit sanguin ;
– au niveau osseux, elle fait en sorte que l'os libère son calcium pour le mettre en circulation ;
– au niveau intestinal, elle active, par l'intermédiaire de la vitamine D, l'absorption du calcium et donc sa mise à disposition dans le sang.

• Redressement du terrain des ostéopathies métaboliques

Le redressement du terrain des ostéopathies métaboliques a pour effet de limiter ou de stabiliser le processus de déminéralisation.

– La vitamine D influence principalement le métabolisme phosphocalcique.

– La vitamine C est indispensable à la formation des fibres collagènes ; il est d'ailleurs remarquable de constater, lors de l'avitaminose C, la présence d'une substance préosseuse précurseur de l'ostéoporose.

Le calcium ralentit l'activité parathyroïdienne et est indispensable à la minéralisation du tissu ostéoïde, notamment chez les sujets âgés, dont l'élévation importante dans le sang de la parathormone apparaît secondairement à une diminution de l'absorption intestinale du calcium, qui est induite par une diminution du taux sérique de la vitamine D.

Par ailleurs :

– le fluor stimule l'activité des ostéoblastes ;
– le phosphore contribue à l'activité du remodelage osseux ;
– le magnésium freine la résorption du tissu osseux.

1 mesure (0,25 g) deux fois par jour au début des principaux repas :

Calcarea fluorica, Ostreica et crescentia		àà	5 g
Calcarea phosphorica	2 DH	àà	10 g
Osseinum et Silicea	2 DH	àà	5 g
Thymusinum et Surrenine	2 DH	àà	5 g
Gluconate de fer et cuivre		àà	0,005 g
Saccharum lacti aromatisé		QSP	100 g

+ 1 gélule de foie de morue 500 mg

Comme le corps ne fabrique pas le calcium, il est nécessaire de prendre chaque jour les aliments qui combleront les besoins de l'organisme.

On pratique un exercice physique qui fait travailler un grand nombre de muscles afin de favoriser l'absorption du calcium.

Pratique de l'iridologie

› Le matériel

› Protocole d'examen

› Pour devenir iridologue

› Le matériel

– Loupe éclairante à main

L'examen iridologique peut se pratiquer avec une loupe éclairante à main, diamètre 35 mm, aplanétique (c'est-à-dire dont le verre est plat pour éviter les déformations de l'image irienne), grossissant au moins huit fois et munie d'un éclairage au LED. Le bon déroulement du dépistage irien dépendra avant tout de la qualité de l'éclairage employé par le praticien. Ces loupes sont en vente chez certains opticiens ou sur le site Internet suivant : http://www.loupe-eclairante.com/.

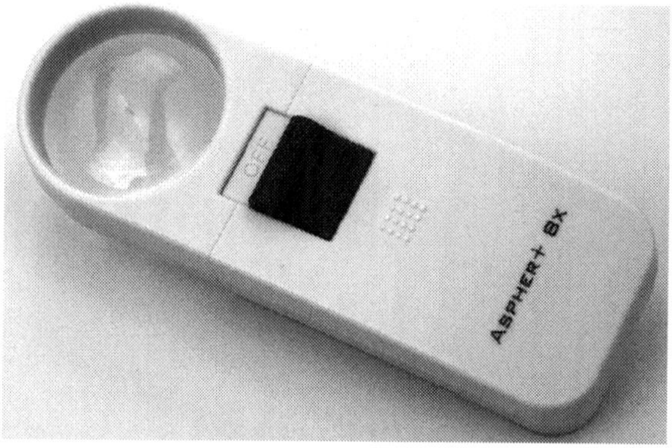

Loupe éclairante (LED) aplanétique conseillée aux étudiants en iridologie.

• L'iridoscope binoculaire

L'idéal pour un iridologue professionnel, c'est de s'équiper d'un iridoscope binoculaire professionnel appelé aussi « lampe à fente », apparenté au matériel des ophtalmologistes. Ces iridoscopes permettent un grossissement de 10 à 40 fois. Dans la majorité des cas, ils sont munis d'un éclairage par fibres optiques apportant une lumière froide qui ne fatigue pas les yeux du patient. Ces appareils sont équipés d'une mentonnière et d'un appui frontal qui permettent de caler le visage du sujet examiné. On peut adjoindre à l'iridoscope un appareil photonumérique permettant de photographier les deux iris.

IRIDOSCOPE

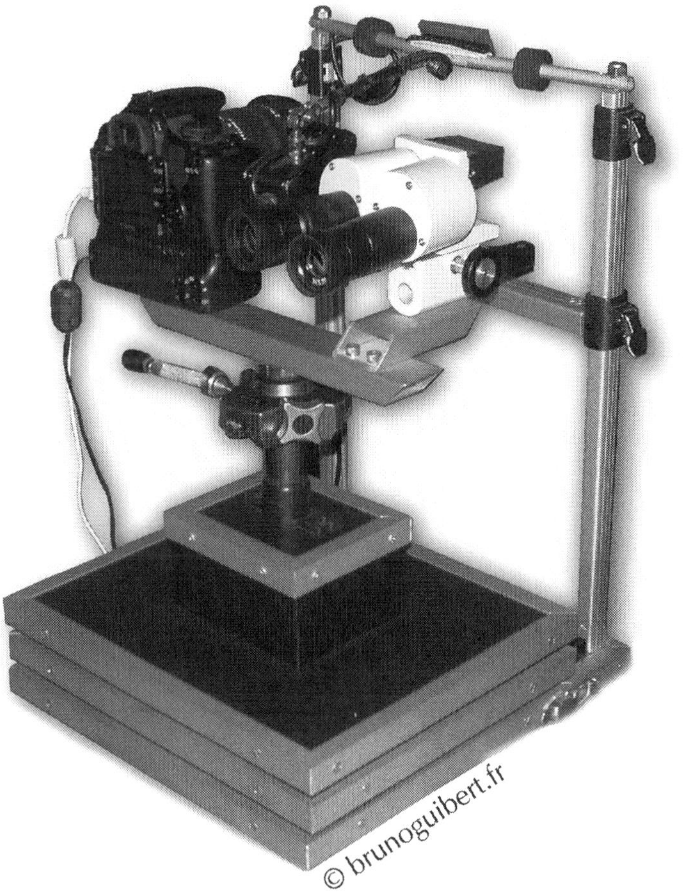

Iridoscope binoculaire appelé aussi « lampe à fente » grossissant l'iris de 10 à 30 fois, avec appareil de photo.

Pour se procurer un bon iridoscope, consulter le lien suivant sur Internet : http://pagesperso-orange.fr/iridoventure/

› Protocole d'examen

1 - Examen clinique

Un examen sérieux commence toujours par un interrogatoire clinique approfondi, afin de faire connaissance avec le passé médical du patient.

A - Identité du patient

- Âge du patient (utile pour apprécier le gérontoxon, s'il est présent).
- Symptôme majeur (raison simple pour laquelle le patient vient consulter).
- Mensuration : poids/taille = indice de masse corporelle.
- Hérédité génético-pathologique parentale.
- Révision des émonctoires. rein / foie etc...
- Révision des autres appareils.

B - Bilan iridologique

Le bilan iridologique que nous proposons comprend, dans un premier temps, sept étapes essentielles.

1 - Dépistage du terrain primaire

– Recherche de l'hérédité pathologique génotypique.

2 - Dépistage du terrain secondaire (ou concommitant)

– Recherche des différentes hérédités pathologiques secondaires.

3 - Qualité de la trame irienne

La qualité de la trame irienne permet à l'examinateur de se rendre compte de la vitalité du sujet et de la capacité de se défendre face à la maladie.

4 - Équilibre acido-basique (pH)

C'est en observant la couleur de l'iris que l'on constate la nature de l'une des deux constitutions, lymphatique ou hématogène. Le lymphatique a une tendance plutôt acide, alors que l'alcalin est plutôt hématogène (voir le chapitre « les constitutions iriennes ».

5 - Modification de la pupille

Les modifications de la pupille permettent de décéler, en dehors du terrain sympathicotonique et vagotonique, les atteintes du système nerveux neurovégétatif et d'autres troubles notamment décrits dans le chapitre « Les déformations de la pupille ».

6 - Phase gérontoxale

Le dépistage de la phase gérontoxale est une étape très importante puisqu'elle permet de connaître l'état athéromateux important ou non des artères.

7 - Encrassement humoro-cellulaire

L'encrassement humoro-cellulaire commence normalement après la 25e année, lorsque se termine la phase d'identification. Néanmoins, comme nous l'avons déjà dit, on observe maintenant des signes d'intoxication des sujets de plus en plus jeunes.

En plus de sept étapes essentielles, nous devons compléter par quelques dépistages sectoriels :

- secteur hépatique et biliaire ;
- secteur pancréatique ;
- secteur de l'estomac et du côlon ;
- secteur endocrinien et glandulaire ;
- secteur rénal et de la vessie ;
- secteur génital.

› Pour devenir iridologue

Formation à distance - Séminaire d'étude d'iridologie

Lexique

Atropine

Alcaloïde, présent dans diverses plantes solanées (belladone, datura, jusquiame, mandragore, etc.), qui freine l'action du parasympathique. L'atropine est utilisée en médecine dans les cas de malaise vagal, bradycardie, infarctus du myocarde, etc. Au niveau de la pupille, elle provoque la mydriase (d'où son utilisation dans les collyres en ophtalmologie).

Cénesthésie

Ensemble des sensations internes qui donnent à l'être humain le sentiment d'exister, d'être distinct des choses extérieures du monde.

Cytoplasme

Masse gélatineuse, partie de la cellule vivante située entre la membrane et le noyau, siège de l'essentiel des réactions du métabolisme de la cellule.

Dyspnée

On regroupe sous cette appellation différents troubles respiratoires (respirations rapide, lente, difficile, sifflante, périodes d'apnée, sensation de blocage). Les causes en sont également diverses (insuffisance cardiaque, asthme, angoisses, intoxication à l'aspirine).

Éréthisme cardiaque

Ensemble de troubles fonctionnels cardiaques tels que souffle, anomalie des bruits, rapidité des contractions du cœur et des gros vaisseaux, extrasystoles.

Érythème

Terme générique regroupant différentes dermatoses caractérisées par une rougeur congestive de la peau s'effaçant à la vitropression (action qui consiste à appuyer sur la lésion avec une lame de verre transparente).

Exogène

Dont l'origine est extérieure à l'organisme (alimentaire, environnementale, etc.).

Endogène

Qui provient de l'organisme, est dû à une cause interne.

Fibrose

La fibrose ou sclérose est caractérisée par la transformation de certains tissus qui se traduit par l'augmentation du tissu conjonctif. Elle fait généralement suite à une inflammation. En cas d'inflammation ou de lésion, les cellules prolifèrent normalement afin de compenser, c'est la fibrogénèse, puis les tissus les détruisent (fibrolyse). Lorsqu'il y a déséquilibre, surviennent épaississement et durcissement du tissu conjonctif.

Glycosurie

Présence de glucose (sucre) dans les urines, au-delà des traces normales. Elle est généralement consécutive au diabète. Une légère glycosurie peut cependant être normale chez la femme enceinte.

Hyperagrégabilité plaquettaire

L'agrégation plaquettaire consiste en l'adhésion des plaquettes entre elles, étape préparant la coagulation destinée à éviter les hémorragies. Certains facteurs peuvent augmenter cette action, on parle alors d'hyperagrégabilité. À terme, les vaisseaux sanguins sont altérés, il y a risque de thrombose.

Lipothymie

Malaise à début et fin progressifs, caractérisé par une sensation d'évanouissement, mais n'aboutissant pas à une perte de connaissance.

Lymphocytes

Les lymphocytes sont des globules blancs de petite taille présents dans le sang, la moelle et les tissus lymphoïdes. Leur rôle est important dans l'immunité. On distingue les lymphocytes B concernés par l'immunité humorale et les lymphocytes T responsables de l'immunité cellulaire.

Lymphome

Cancer caractérisé par la prolifération anarchique des lymphocytes dans le système lymphatique.

Myasthénie

Affection musculaire auto-immune dans laquelle survient rapidement l'épuisement lors d'un effort par défaut de transmission de l'influx nerveux.

Pilocarpine

Alcaloïde extrait du jaborandi, antagoniste de l'atropine, stimulant de l'action du système parasympathique. Au niveau de la pupille elle provoque le myosis.

Rhumatisme psoriasique

Arthrite rhumatismale associée au psoriasis, maladie de peau se manifestant par des plaques rouges recouvertes de squames.

Spondylarthropathies

Terme regroupant différentes affections inflammatoires chroniques, atteignant des sujets jeunes, parfois des enfants.

Tabès

Affection rare du système nerveux, consécutive à la syphilis, entraînant la dégénérescence des nerfs rachidiens.

Thymus

Petite glande située dans la partie inférieure du cou, siège de la fabrication des lymphocytes T. De taille et activité maximales à la puberté, elle régresse à l'âge adulte.

Bibliographie

Anderschou H.W. (Docteur), *Iris science, diagnosis of bodily diseases through examination of the eye,* 1916.

Benoit H. (Docteur), *De l'irido-diagnostic,* 1947.

Collins F.W., *Disease diagnosed by observation of the eye,* 1918.

Fortier Bernoville (Docteur), *Introduction à l'étude de l'iridologie scientifique*, Éditions H. Damagnez, 1925.

Jausas Gilbert, *Traité pratique d'iridologie médicale* (réédité en 1958, 1970, 1977), 1947.

Liliequist Niels, *Om ogendiagnosen,* 1893.

Muller Andres, *Die augendiagnose, bearbeitet nach pastor Felkes grundsätzen,* 1907.

Muller A., *Traité d'irido diagnostic*, Éditions Maloine, 1925.

Peczely (von) Ignatz, *Aszivarvany Härtyäröl,* 1873.

Peczely (von) Ignatz, *Entdeckungen auf dem gebiete der natur und heilkunde,* 1880.

Schlegel Emil (Docteur), *Die augendiagnose des Dr Ignaz von Peczely,* 1881.

Thiel Pierre Jean, *Praktische iriswissenschaft,* 1925.

Vannier Léon (Docteur), *Le diagnostic des maladies par les yeux*, réédité en 1932, 1950 et 1957. Éditons G. Douin et Cie, 1923.

VERDIER Gaston, *Ce que nos yeux révèlent, initiation pratique à l'iridologie*, édité par l'auteur, 1953.

VERDIER Gaston, *Grille irienne De Vega pour la pratique de l'iriscopie*, édité par l'auteur, 1954.

WALTER Léon (Docteur), *Le diagnostic des maladies par la vue,* 1925.

ANGERER Josef, *Handbuch der augendiagnostic,* 1975.

BARDO (DE) Ludmilla et Boris, *L'œil messager des 3 corps*, de Bardo Éditions, 1991.

BOURDIOL René (Docteur), *Traité d'irido-diagnostic,* Éditions Maisonneuve, 1975.

CHAUCHARD Christian, *Guide pratique de l'iridologie*, Éditions De Vecchi, 1995.

GUIDONI Jacques, *L'iridologie traditionnelle. Iridologie rénovée et chromomorphologie irienne*, Éditions Médicis, 2002.

HOUDRET Jean-Claude (Docteur), *Traité d'iridologie médicale pratique*, Éditions Natazur, 1984.

JAUSAS Gilbert, *Traité pratique d'iridologie médicale,* Éditions Maloine, 1977.

JAUSAS Gilbert, *L'iridologie rénovée*, Éditions Maloine, 1978.

JENSEN Bernard (Docteur), *Science et pratique de l'iridologie,* édité par l'auteur, 1981.

JURASUNAS Serge, *Cours pratique d'iridologie médicale*, édité par l'auteur, 1984.

PONZO Patrice, *Vademecum d'iridologie dynamique*, Éditions Lehning, 1988.

ROUX André, *Iridologie, notions fondamentales*, Éditions Edinat, 1981.

RUBENS Maurice, *Manuel pratique d'iridologie*, Éditions Maisonneuve, 1982.

VERDIER Gaston, *Cours élémentaire d'iridologie,* 1955.

VERDIER Gaston, *Ce que nous yeux révèlent*, édité par l'auteur, 1973.

VIDA Franz et DECK Josef (Docteurs), *Contrôle clinique de l'iriscopie,* 1954.

Dépôt légal : octobre 2012 N° imprimeur : 101243033

Imprimé en France par Présence Graphique - Monts.